AF367487

EXPERIENCIAS ADVERSAS DE LA SEGURIDAD DEL PACIENTE

Perspectiva bioética

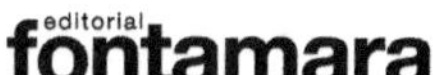

editorial **fontamara**

MONTABER

EXPERIENCIAS ADVERSAS DE LA SEGURIDAD DEL PACIENTE

Perspectiva bioética

Rosa Ortiz Rivera

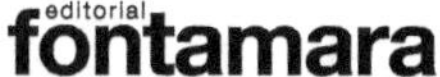

MONTABER

Colección: ARGUMENTOS

EXPERIENCIAS ADVERSAS DE LA SEGURIDAD DEL PACIENTE. PERSPECTIVA BIOÉTICA
1.ª edición (2020), Editorial Fontamara, SA de CV, México, ISBN 978-607-736-625-6
2.ª edición, octubre 2024

© Rosa Ortiz Rivera
© Editorial Fontamara, SA de CV
© de esta edición, ICG Marge, SL

Edita: Montaber
Director editorial: David Soler
Brutau, 160 – 08203 Sabadell (Barcelona)
Tel. 931 429 486 – montaber@montaber.es
www.montaber.es

ISBN: 978-84-10238-45-9

A Sibel Janetzy

Dedicado a los estudiantes de enfermería y a quienes ya se titularon, hace poco o mucho tiempo, porque eligieron una profesión de ayuda y servicio, con el deseo de que las palabras escritas en este libro les sean de alguna utilidad. A los médicos que se acerquen a este libro, deseando que lo encuentren interesante. También lo dedico a las personas en sus etapas de paciente y a quienes los acompañan en estas circunstancias de su vida, para que no teman, no pierdan la confianza, sino que se asuman como colaboradores de su médico o enfermera.

Contacto: ortizriverarosa117@gmail.com

Introducción

Descubrí fortuitamente el daño que, de manera involuntaria, médicos y enfermeras podemos hacer a un paciente a quien le ofrecemos nuestros conocimientos en la atención a su salud. Aunque hayamos aprendido una ética que legitima nuestras intervenciones profesionales, estas no siempre alcanzan su noble cometido y, por el contrario, pueden generar un daño no intencionado. Esa afectación puede tener todo tipo de desenlace; incluso, la muerte del paciente, de ahí que se trate de un problema cuya atención es de gran importancia. Es necesario abrir la conciencia al evento adverso que puede ocurrir, a la capacidad de evitarlo, y mostrar apertura al aprendizaje de acciones con maniobras que ofrezcan mayor seguridad.

En estas páginas narraré la historia de las iatrogenias que yo cometí y las que ocurrieron a manos de otras personas, con el propósito de conocer el daño erróneamente generado, con una perspectiva equilibrada. Para ello he escudriñado a detalle en las técnicas y procedimientos que como enfermera llevé a cabo, también he buscado las explicaciones de los estudiosos del tema en México. Revisé los documentos que han publicado diversas instituciones a nivel internacional para enfrentar esa posibilidad. Seguiré un orden cronológico en la narración de los hechos para sistematizar progresivamente las experiencias y conocimientos adquiridos, y cotejaré los casos que viví con la evolución social e histórica del problema. Puesto que estas memorias no tienen la finalidad de culminar en un trabajo académico, describo mis experiencias, utilizo frases que expresan mis ideas, y recurro también a las fuentes de información sobre la seguridad del paciente que se han publicado, incluso fuentes incidentales, anecdóticas e información masiva fiable.

No recuerdo haber escuchado o leído una explicación amplia y detallada de lo que comúnmente se entiende como *iatrogenia* en el ámbito clínico durante mis años de estudio de la carrera de enfermería, pero la conocí cuando alguna enfermera y el médico participaron en generarla a un paciente. Lo que sí recuerdo muy bien es el primer error profesional que como enfermera cometí, que fue al dar medicamentos y por fortuna no afectó al paciente. El evento me causó miedo por las posibles consecuencias, y un gran temor de que volviera a suceder. Luego atestigüé otro fenómeno en el que el paciente sufrió trastornos durante un procedimiento clínico; que luego supe, era también lo que en los años ochenta todavía se denominaba iatrogenia, y la vi tan de cerca que me impactó y empezó a formar en mí la preocupación permanente de evitar esos hechos penosos. Paulatinamente, conforme he continuado en la actividad enfermera con los estudiantes, dirigí mi quehacer profesional a darles a conocer la posibilidad de dañar al paciente, sin ser esa la intención, y he seguido el tema durante más de treinta años.

Ahora escribo lo que he aprendido tras décadas de ejercer la docencia en enfermería sobre un tema que me ha preocupado; a veces, hasta la obsesión: la conciencia de proporcionar la atención al paciente en los servicios de salud, la mejor seguridad clínica posible y transmitir esa intención a las nuevas generaciones de enfermeras. Haber estudiado el posgrado en Bioética me dio la oportunidad de tratar el tema a profundidad e investigarlo desde la perspectiva de esa disciplina. Me condujo a encontrar sustento científico y ético al fenómeno de lo que por siglos se ha denominado iatrogenia, y corregir lo que yo intuía. Se pueden hacer los actos clínicos con buenos resultados teniendo la seguridad del paciente como prioridad en todo momento.

La lentitud con la que me parece, evoluciona la cuestión de la seguridad del paciente en las instituciones académicas y mis descubrimientos al estudiarla constantemente, fuera de las paredes de los hospitales me han cautivado como línea de experiencia profesional. Este interés es el que ahora me invoca a escribir mis memorias. Me inquieta seguir ejerciendo la enseñanza y llegar al fin de la etapa laboral sin escribir experiencias que creo, serán de utilidad para las generaciones de enfermeras recién egresadas. Quisiera que sepan cómo fue la forma tal como supe la existencia del fenómeno denominado iatrogenia, que ahora se denomina de otra manera. Me propongo reunir en este texto los datos que en los últimos años he reunido y casos publicados que puedan contribuir a evitarles estas duras experiencias profesionales, sobre todo a los que se inician en enfermería y atención directa al paciente, y describir la manera cómo esta problemática ha evolucionado en la sociedad. Incluyo algunos casos que me fueron proporcionadas en su mayoría por exalumnos y compañeros de trabajo, de eventos adversos sucedidos durante sus labores en algún hospital. Sus testimonios son una muestra de confianza en que los datos proporcionados, aunque sea una experiencia desagradable, pueden valorarse con comprensión y empatía. El tema estaría incompleto sin incluir las voces de los pacientes, por lo que se incluye también el testimonio de una paciente que sufrió un percance durante su internamiento en un hospital, con el fin de mostrar los pensamientos y emociones que se generan. En última instancia, el primer afectado y quien sufre directamente las consecuencias es el paciente, y las comparte con quienes tiene lazos afectivos. Es necesario tener profunda conciencia de que es el primer afectado por los eventos adversos, pero también tienen consecuencias en el personal que los lleva a cabo, quienes son las segundas víctimas.

Los actos pasados en los que cada quien haya sido protagonista o testigo están guardados en la memoria de quienes participaron. No obstante, podrían tener alguna utilidad ética si se les da la oportunidad de expresarlos, para analizarlos en su más justa y equilibrada dimensión, como actos humanos. De acuerdo con Mélich: "dar testimonio de la propia experiencia también supone dar testimonio de otro, de un ausente, porque siempre hay otros en las experiencias, otros que padecen conjuntamente con nosotros nuestras acciones. No hay vida humana en soledad".[1]

---

[1] Mélich, Joan-Carles (2002), *Filosofía de la finitud*. Barcelona, Herder, p. 108.

Capítulo I

DESCUBRIMIENTO DE LA ENFERMERÍA Y SUS RETOS

Si la principal función de una enfermera es mantener el aire dentro de la habitación de su paciente tan fresco como el de fuera, sin bajar la temperatura, lógicamente ella debe estar provista de un termómetro y el analizador de aire, ambos pequeños y sencillos, y de registro automático.

Florencia Nigthingale

El cuidado es una actividad humana que se practica para la sobrevivencia de los seres vivos desde que nacen hasta que mueren. Las madres y padres cuidan a sus hijos mientras son pequeños, y en los últimos años, debido a los cambios demográficos, también se hace necesario un cuidado gerontogeriátrico a la persona de edad mayor. Todos en algún momento de nuestra vida hemos tenido la necesidad de ser cuidados o de cuidar a alguien, por ejemplo, a la pareja cuando enferma, entre otras circunstancias humanas. Decidir cuidar a alguien o cumplir un deber de cuidado por cualquier razón moral tiene como fin proteger y promover; es decir, favorecer lo que es benéfico para el ser que se cuida. Promover cuidando es evitar lo que destruye, y hacer lo que conserva y mejora, en la medida de lo posible dentro de la circunstancia humana en que se encuentra el que cuida y también la persona a quien brinda sus cuidados. Cuidar es una actividad correcta si se hace como se requiere por su misma naturaleza, si el objetivo que se persigue se logra, será un acto bueno también. Las madres y los padres cuidan a sus hijos, los hermanos mayores a los menores, los cuidadores a los ancianos, las enfermeras a los pacientes, los adultos a los niños, que así lo asumen. Incluso se cuida a la persona que está muriendo para asistirla en su proceso mortal digno. En cada caso se establece una relación de apoyo muy cercana y directa, que se constituye en ayuda del que está dotado de más edad, fuerza o saber, y lo ofrece a la persona cuidada. Quien prodiga el cuidado pone a su disposición esas ventajas, sus saberes y habilidades, con lo que se materializa la esencia de esta tarea humana; sin embargo, la sociedad ha forjado varias formas de cuidarse entre unos y otros.

El cuidado necesita conocimiento que muchas personas adquieren de manera empírica: por observaciones, consejos, o por malas experiencias que enseñan lo que debe evitarse para que quien recibe el cuidado esté bien. Existe una profesión que se estudia para aprender científicamente el cuidado, y es la enfermería. Es una de las profesiones más jóvenes en el universo del trabajo sanitario, y no es sino hasta la década de los noventa del siglo xx cuando las enfermeras teóricas definieron por fin, después de casi dos siglos de historia, de qué se trata la enfermería, su razón de ser. Con dos palabras se ha construido su misión: el *cuidado profesional*, y a partir de ese concepto que se ha complementado y especificado, el cuidado profesional tiende a la excelencia y hasta a la virtud.

El cuidado se aprende mediante la obtención de conocimientos teóricos y prácticos con entrenamientos específicos, sobre todo en las formas especiales de cuidado en las que se aplican instrumentos y fármacos. Durante tres a cuatro años las personas que se interesan en ejercerlo deben acudir a una escuela para saber cómo se hace y en qué se fundamenta. Sin conocimientos no es posible cuidar de manera profesional, ya que este cuidado implica desarrollar conceptos, habilidades y destrezas prácticas con bases cognitivas y epistemológicas. Estas bases son las que permiten intervenir el cuerpo y también la mente de las personas, con el fin de proporcionarle alivio en sus enfermedades, procurando siempre el bienestar a quienes se ponen en manos de las enfermeras.

Históricamente, el cuidado de los enfermos fue practicado en el imperio romano por sentimientos de caridad cristiana, sin exigencias científicas; lo que hacían quienes cuidaban a los enfermos era procurar la desaparición de los síntomas con medidas rudimentarias, ya que era el médico quien se encargaba de aplicar los tratamientos curativos. Con este propósito, llegó a forjarse la cirugía como parte del saber y hacer clínico; las enfermeras no se dedicaban a terapéuticas tan radicales, sino a los actos de cuidado que acompañaban la labor médica. Entre ambas profesiones ha habido un desarrollo histórico cercano, y cada una tiene sus estrategias y métodos específicos que se complementan.

Fue hasta el siglo XIX cuando la enfermería se concibió socialmente como un trabajo laico en Alemania, para el cual se debía estudiar, recibir un pago y no solamente actuar por misericordia. El joven pastor protestante Theodor Fliedner y su esposa, en la comunidad de Kaiserwert en 1836, fundaron la primera escuela para que diaconisas[2] estudiaran un programa teórico-práctico del cuidado del enfermo en su hogar y en los hospitales. A esta escuela asistió Florencia Nigthingale desde su natal Inglaterra, durante tres meses, para aprender enfermería. Al terminar, recorrió hospitales en su país para reunir datos sobre las deficientes condiciones de pacientes y enfermeras. Con su informe justificó la necesidad de fundar una escuela inglesa, sueño que logró en 1860.[3] Había acudido a los campos de las guerras europeas a atender a los heridos e investigó las medidas sanitarias que se utilizaban, con lo que demostró que el cuidado disminuía la incidencia de infecciones, y que con las técnicas y conocimientos apropiados, desarrollados hasta su tiempo, el enfermo mejoraba o sucumbía a una muerte digna. A esta enfermera se le considera la pionera de la enfermería profesional; escribió: "la lección práctica más importante que puede darse a las enfermeras es enseñarles a observar [...] qué síntomas indican una mejora del enfermo, cuáles lo contrario, cuáles tienen importancia y cuáles no, cuáles son señal evidente de negligencia y qué clase de negligencia".[4] La enfermería siguió un proceso de profesionalización en los últimos dos siglos, de manera que se otorga un título y cédula para ejercerla en una amplia gama de campos de acción.

---

[2] Mujer que en la Antigüedad era consagrada o bendecida para ejercer determinados ministerios en las iglesias cristianas. *Diccionario de la Real Academia Española* (RAE). Consultado en línea.

[3] Santamaría Fernández, María Begoña (2007), "Evolución histórica de la enfermería y la cardiología" en revista *Enfermería en Cardiología,* p. 40.

[4] Nightingale, Florence (1991), *Notas sobre enfermería. Qué es y qué no es.* España: Elsevier, p. 104.

Capítulo II
Construcción de una vocación

*La vocación de enfermera es una llamada que resuena en
nosotras secretamente, es una llamada espontánea que surge
del ser íntimo que se conmueve en contacto con el sufrimiento,
es un impulso irresistible de todo el ser hacia aquellos que
necesitan ser aliviados, amparados, confortados y consolados.*

Marie-Françoise Collière

Las teóricas de la enfermería han definido el cuidado que las enfermeras proporcionan, expresándose con frases dulces que hacen pensar en sus efectos benéficos y agradables.

> La profesión enfermera es una práctica humana, de carácter cooperativo, dotada actualmente de una metodología propia, compleja y coherente, cuyo objetivo específico es el cuidado de las personas enfermas, el cual implica al mismo tiempo un bien para la enfermera misma. […] El ser humano a quien se cuida es absolutamente valioso, y se desglosan en su persona los valores de respeto por la vida y a su integridad.[5]

De ahí que la enfermería sea también una labor de gran responsabilidad. Para la enfermera francesa Marie-Françoise Collière: "cuidar no consiste en evitar el sufrimiento, sino en estudiarlo, en ser su cabecera".[6] La autora nos explica que con su trabajo la enfermera garantiza una respuesta a las necesidades vitales de los enfermos y también de las personas sanas para evitar que enfermen. En los últimos años

[5] González Quintana, Constantino (2015), en suplemento de *Revista CONAMED*, p. 5.

[6] Collière, Marie-Françoise (1993), *Promover la vida*. Madrid: McGraw-Hill, p. 66.

se han valorado también los cuidados paliativos como parte de la tarea fundamental de la enfermera. Son aquellos en los que la enfermera colabora en el bienestar de la persona que está muriendo, cuya salud ya no se restablecerá, y le proporciona la atención digna que merece hasta que su vida se extinga. "En resumen, considero a la enfermería como un complemento del paciente, dándole lo que necesita en cuanto a conocimiento, voluntad o fuerza para llevar a cabo sus actividades diarias y seguir el tratamiento prescrito por el médico".[7]

Virginia Henderson define a la enfermería como la actividad de ayudar a las personas, sanas o enfermas, a llevar a cabo aquellas actividades que contribuyen a la salud, a su recuperación; o bien, a una muerte tranquila.[8] Explica Cárdenas que el cuidado científico se identifica con otorgar de ayuda a los demás, mediante actos basados en el conocimiento ensayado y verificado, y que es de gran importancia en la enfermedad. Para ello se recurre a técnicas y procedimientos que constituyen sólo una parte de su quehacer, son un medio para lograr la atención integral.

> La práctica de la enfermería se ha definido como la prestación de servicios a los individuos o grupos para conservar o alcanzar una salud óptima a lo largo de toda la vida, para evaluar el estado de salud [...] Este tipo de definición distingue el diagnóstico de enfermería del diagnóstico médico y constituye una pauta clara para el desarrollo de la práctica y los saberes de enfermería.[9]

Se advierte que para todas estas actividades la enfermera adquiere conocimientos y una ética, sin los cuales no podría realizar el cuidado profesional. El conocimiento en enfermería se generó poco a poco; ejemplo de esto es lo que en 1859 escribió Florencia en sus notas:

[7] Henderson, Virginia A. (1994), *La naturaleza de la enfermería. Una definición y sus repercusiones en la práctica, la investigación y la educación. Reflexiones 25 años después*. Madrid, McGraw-Hill, p. 31.

[8] Casasa García, Patricia (2009), *Una visión antropológica de la enfermería en México*. México, Miguel Ángel Porrúa/UNAM, p. 184.

[9] Cárdenas Becerril, Lucila (2005), *La profesionalización de enfermería*. Barcelona/México, Ediciones Pomares, p. 157.

Tengo que dirigir la atención de la enfermera hacia la gran variación que existe con no poca frecuencia en el pulso de los pacientes durante el día. Un caso muy habitual es el de quienes entre las 3 y 4 de la mañana tienen el pulso rápido, de 130 pulsaciones tal vez, y tan débil que no parece pulso, sino un hilo vibrante justo debajo de la piel.[10]

Sin estudios no hay enfermera, porque de otra forma no sabría cuáles son los parámetros en los cuales sustentarse, ni las acciones correctas a dirigir al enfermo; no aprendería los riesgos de errar los pasos de las técnicas que realiza. Todos los actos de cuidado que hace una enfermera deben fundamentarse en las ciencias y en la ética, ya que interviene el cuerpo humano y también trasciende la mente, llega al espíritu mismo del paciente al posibilitarle el bienestar que necesita en su salud.

Es importante analizar que estas bellas palabras con que se describe a la enfermería: llamada íntima a ayudar, a prodigarse y entregarse al cuidado brindándolo con bases científicas, en realidad les surge a pocas enfermeras con esa espontaneidad y autenticidad. La vocación se forja mediante el acercamiento paulatino, un descubrimiento que cada estudiante decide emprender para apreciar las tareas que el cuidado profesional implica. También se encuentra con que estas no son siempre tan dulces ni agradables. Esta realidad se va experimentando con el paso del tiempo, desde los años de estudio y durante las prácticas escolares. No obstante, es posible llegar a apreciar, a amar la enfermería, al seleccionarla como profesión o como alternativa de estudio que se acepta aunque no haya sido la elegida, porque es una profesión muy valiosa, y así fue mi caso.

Los años de estudio de 1978 a 1981 fueron muy disfrutables, y pesados al mismo tiempo. Los clásicos textos eran simples comparados con la complejidad y colorido de los libros actuales, pero en mi generación ese detalle no tenía importancia porque estábamos al día en conocimiento. Estudié en el clásico libro de Enfermería de la norteamericana Bárbara Kozier, el *Tratado de Enfermería Práctica* de B.W. Du Gas y el *Tratado de Fisiología Médica* de Guyton, entre los que más recuerdo porque eran muy extensos. Esas portadas, iguales en todos los libros, eran duras, color azul, con la cara y cofia de la enfermera, y las letras impresas en color dorado que estaban en todos los libros de enfermería que me acompañaron durante muchos años.

[10] *Op cit.*, p. 122

En la Escuela de Enfermería del Instituto Nacional de Cardiología, materias como el Seminario de Arritmias, en el que tuvimos que hacer un manual de electrocardiogramas, o la de Terminología Médica en la que el libro de ejercicios me resultó tan interesante como entretenido. Aprender a tomar un electrocardiograma y leer el complejo QRST me llevó horas de estudio y desvelo, pero las palabras científicas eran divertidas porque sonaban muy distintas a la manera como hablábamos los jóvenes de los años setenta. Qué decir de las clases de Cardiología, en las que cada médico nos transmitía su experiencia: el tema de insuficiencia cardiaca me quedó muy claro con los dibujos que el Dr. Ignacio Chávez Rivera –hijo del gran médico fundador del Instituto, del que años después también fue director– hacía con el gis en el pizarrón, y con los sonidos orales que emitía para explicarnos cómo se escuchaba el latido del paciente. Muy ilustrativos me resultaron los movimientos que hacía con las manos para explicar la diferencia entre el latido de las aurículas para que la sangre pasara a los ventrículos, y por qué el músculo cardiaco va resultando insuficiente para responder a las necesidades de oxigenación del cuerpo. Algunos profesores cirujanos llevaban diapositivas que ellos mismos tomaban y coleccionaban como material didáctico, y la utilización de instrumentos tecnológicos en las escuelas era muy escasa. Sin embargo, era un deleite encontrar en las librerías esos manuales de anatomía hechos con hojas de plástico transparentes, que permitían una segunda y tercera dimensión en las imágenes.

Cuando el Dr. Fermín Valenzuela nos llevó al laboratorio de fisiología del Instituto y observamos la fibrilación y el paro cardiaco en el tórax abierto de un perro, vivimos aprendizajes que se me impregnaron en la memoria para jamás olvidarlos. Al terminar el primer año y por haber obtenido un promedio mínimo de nueve, un grupo de cuatro o cinco estudiantes fuimos llevadas a la sala de Patología a presenciar una necropsia o autopsia, como se le decía más comúnmente. El premio era ver esa técnica de estudio que estaba cada vez más en desuso, por las nuevas leyes que protegen a los seres vivos y a los cadáveres. En esa ocasión era el de una joven que había fallecido en el hospital; recuerdo que tenía el cabello largo y ojos claros, revelando la belleza que tuvo en vida. Me estremeció ver cómo el patólogo le abría las cavidades, el cráneo y tórax para extraer los órganos y disponerlos para su conservación en formol. Fue la única vez que estuve en un acto así; aún desconocía lo que aprendería décadas más tarde al estudiar Bioética: las restricciones al uso de cuerpos naturales con fines de estudio.

El Dr. Ignacio Chávez Sánchez, fundador del Instituto, un personaje mundialmente famoso que había sido rector de la Universidad Nacional Autónoma de México, vivía aún. Recuerdo una de sus sabias frases: "Estudien cuanto puedan, enseñen cuanto sepan, porque el que se llena de conocimiento y no lo transmite corre el riesgo de que se le pudra en el alma". Lo conocí pronunciando un discurso en la graduación de la escuela de enfermería de la generación anterior a la mía, y cuando enfermó de gravedad y en sus últimos días de vida estuvo internado en el noveno piso del moderno edificio del hospital, que se había inaugurado en 1976. Siendo todavía estudiante, las religiosas de la orden Hermanas de la Caridad del Verbo Encarnado me solicitaron colaborar en su cuidado al lado de las enfermeras. Las religiosas eran tan serias, con sus uniformes impecables, sus capas azul marino y las tocas blancas cubriéndoles el cabello, que cuando caminaban por los pasillos me transmitían su respetable autoridad. Con su atuendo mantenían la tan "antigua costumbre de las abadesas, monjas de cuna real, se incorporan como enfermeras monásticas; usaron el velo blanco que simboliza la humildad, la obediencia y el servicio".[11] Aunque me había hecho los cuestionamientos religiosos que años después me inquietaron, no me molestaba su presencia en el hospital. Tampoco imaginaba la aventura que iniciaba al estudiar esta apasionante profesión, a pesar de que yo había sido una joven un tanto rebelde y había renegado de la religión, con todo ello me forjé un espíritu de paz y necesidad de entendimiento y de saber, que me han mantenido interesada en la evolución del conocimiento y la historia de la enfermería, y a seguir formando parte de ella cada día.

El doctor Chávez Sánchez falleció el 12 de julio de 1979 y asistí a su funeral para acompañar a Georgina Chávez, nieta del famoso médico, y mi compañera de carrera. Ella había ingresado también a la escuela de enfermería sometiéndose a los mismos exámenes y exigencias académicas de todos los estudiantes, sin que se le concedieran privilegios. Fuimos dos de las 12 enfermeras que terminamos los estudios técnicos de enfermería en 1982, a pesar de tener ambas la preparatoria, como era el caso también de otras compañeras ya que aún no era una escuela con

---

[11] Burbano, Consuelo (2007), "Una mirada actual de la simbología en enfermería" en el suplemento de *Colombia Médica*, octubre-diciembre. Vol. 2, núm. 38. pp. 105-109. Corporación Editora Médica del Valle.

plan de estudios de licenciatura.[12] Eran tiempos en los que esa diferencia académica entre las carreras no parecía un inconveniente tan grande, como lo vino a ser en las décadas posteriores, sobre todo en escuelas de filiación universitaria.

La ética aprendida en la escuela de enfermería sentó las bases para un ejercicio profesional preocupado y ocupado en ofrecer al paciente actos de cuidado con las mejores intenciones, siguiendo las técnicas aprendidas para lograr los resultados ideales. El conocimiento ético no sólo se transmitía en teoría, su práctica se vivía en todo momento, lo que posibilitó la adaptación a otras instituciones escolares y de salud. El respeto a los horarios, jerarquías y organización del hospital se asume con aceptación cuando se evidencian sus principios éticos. Los años posteriores deparaban sorpresivos aprendizajes que me condujeron a indagar a profundidad los casos vividos y atestiguados, en los que el cuidado al paciente y atención médica no tuvieron resultados favorables.

[12] En el año 2000 egresó la primera generación de licenciados en enfermería de la escuela del Instituto Nacional de Cardiología incorporada a la UNAM, y se empezaron a admitir también estudiantes del género masculino.

Capítulo III
La experiencia de enfrentar el fracaso en el cuidado

El recuerdo como momento constitutivo del interés pertenece fundamentalmente a la ética. Es más allá de un deber, el evocar aunque hayan sido acontecimientos dolorosos del pasado. La ética de la memoria es una proyección de esas experiencias al otro, que está ahora, nuestro prójimo, aunque no haya tenido participación en lo sucedido, es compartir lo vivido con quien ahora está ante nosotros. La elaboración actual de los recuerdos tiene, para él, un efecto que se puede encaminar a algún provecho.

Avishai Margalit

Cada vez se sabe más en todos los ámbitos de la comunicación, en todas las sociedades, que una enfermera no siempre logra los beneficios que se propone dar al paciente, y que sus acciones pueden resultar nocivas, incluso mortales, y es que el cuidado que practica no es terso, ni superficial; penetra las estructuras corporales a veces hasta grados profundos; sólo así se alcanzan las partes internas dañadas para quitar el dolor o la infección. Por ejemplo, para muchos procesos patológicos en los que no necesita de un bisturí, o de un catéter profundo. En los que se aplica apenas a unos milímetros debajo de la piel o que entran por orificios naturales hasta órganos internos; al manipularlos, la enfermera hace llegar los tratamientos a donde está el trastorno, a las entrañas, mediante el torrente sanguíneo. Esos pequeños catéteres que mediante una punción se instalan en la luz de una vena y son poderosas vías de solución, fármacos y otros productos como la sangre, completa o fraccionada, que una enfermera introduce y llegan hasta el corazón mismo. Al hacerlo puede detener su latido vital si incorrectamente introduce la cantidad excesiva del compuesto químico; eso ha sucedido en muchos casos en que se inyecta potasio con propósitos terapéuticos, pero si se rebasa la dosis límite de una forma equivocada el corazón sufre un paro. Es un evento tan peligroso que se ha llegado a acabar involuntariamente con la vida del paciente cometiendo este error.

Una enfermera debe aprender a puncionar la piel con la aguja con la que abre el pequeño orificio por el que durante horas entrará la solución apta para ser recibida y asimilada por la sangre, y así llevada a la *zona blanco*. Los líquidos que ella hace penetrar y circular por todo el organismo a través de una solución que gotea, segundo a segundo, estas son algunas de las acciones más frecuentes que se practican en los hospitales. Estos líquidos deben tener características que sean compatibles con la anatomía y la fisiología humanas, y es imprescindible hacerlo correctamente para que su efecto sea benéfico y no se torne perjudicial. Hay diversas formas de poner a las estructuras corporales en contacto con compuestos ajenos a su naturaleza que deben aprenderse en enfermería, explicadas y entendidas a detalle antes de llevarlas a la práctica en el paciente. Es indispensable conocer los riesgos que cada técnica implica y las medidas de seguridad con que se evita que estos afecten al paciente. Se aprenden primero en maniquíes que en la actualidad no son de tela, ni de plástico, ahora se practican en simuladores hechos de modernos materiales que tienen componentes electrónicos y digitales. Sin embargo, aún persiste la costumbre de experimentar las técnicas en compañeros de estudio que están aprendiendo la misma profesión, como primeros "pacientes" reales, con sus riesgos y medidas de seguridad.

Siendo estudiante también observé por primera vez la instalación de una sonda por la nariz para llegar al estómago y por el meato urinario para llegar a la vejiga, a manos de las profesoras, estos procedimientos me parecían de lo más complejo, a pesar de que son entradas naturales, orificios y conductos ya existentes en el cuerpo. Cuando se trató de perforar la piel y la vena para acceder a la circulación sí que temí no aprender lo suficiente, y fueron los años de estudio en que más me esforcé. Entonces creía que era suficiente lo que había entendido, pero los recovecos y variabilidad del cuerpo humano distaban mucho de ser develados en los libros de texto. Faltarían muchos años más y perseverancia en el aprendizaje para comprender, a fondo, lo que las estructuras macroscópicas y microscópicas tienen; eran esos años en que ni siquiera se hablaba de las nanopartículas, aún más diminutas que los átomos, como en la actualidad.

La vida académica en las escuelas de enfermería es cada vez más acelerada, abundante en participantes y no favorece la enseñanza detallada, personal, ni compartir minuciosamente experiencias que los profesores pudieran transmitir a los aprendices. En los primeros años de ejercicio de mi profesión en un hospital me vi involucrada en un hecho en el que se generó un dañó al paciente sin esa intención. En la escuela de enfermería y en los hospitales donde había acudido de prácticas jamás había escuchado el concepto *iatrogenia*, hasta que formé parte del grupo de enfermeros relacionados con la causalidad de un acto profesional negligente, que enfermó a un paciente. Aunque el trastorno fue reversible sí llegó a afectarlo sensiblemente, y se puso en riesgo su vida. El personal de enfermería provocamos una *hemólisis* (destrucción de los glóbulos rojos) a un paciente durante la *hemodiálisis* (extracción de los desechos tóxicos acumulados en la sangre), que es posible efectuar utilizando un aparato electrónico que permite el proceso, mediante un líquido especial hacia el que se hace llegar la sangre del enfermo.

En 1981 era pasante de enfermería y desconocía que se podía producir una hemólisis si no estaba correctamente preparada la solución dializante.[13] Los pacientes sabían quiénes tenían experiencia y quiénes no, pero la mayoría aceptaba que quienes no sabíamos hemodializar aprendiéramos en sus cuerpos, quizá confiando en que hacíamos los pasos bajo cuidado y estricta supervisión.

No olvido que fue una mañana, empezando el turno, cuando el paciente llegó como cada tercer día al hospital para que le hiciéramos su hemodiálisis. Este tratamiento no se le haría por mucho tiempo, ya que se le estaba estudiando como futuro receptor de un riñón que alguien de su familia le donaría. Su nombre era Pedro, un joven de provincia que había venido a la capital a atenderse al hospital, y ya era conocido en el servicio porque había estado varias veces internado durante su fase diagnóstica. Se instaló en la cama junto al que llamábamos "riñón artificial" que le correspondía, el cual se encontraba aparentemente listo. No había transcurrido mucho tiempo del inicio del tratamiento, cuando Pedro empezó a manifestar trastornos respiratorios, baja de presión arterial, palpitaciones y síntomas de evidente malestar general que podrían costarle la vida. Se desencadenó inestabilidad metabólica que tuvo que ser atendida de emergencia, de la

---

[13] En ese tiempo no existía todavía la especialidad de Enfermería en Nefrología en México, y quienes hacían la técnica de la hemodiálisis –que después aprendí también–, éramos nosotras, que nos capacitábamos unas a otras directamente con los pacientes.

que afortunadamente se recuperó, para lo cual fue necesario que se quedara hospitalizado unos días. Requirió medicamentos, sangre para reposición y otros recursos; es decir, factores imprevistos para el paciente que ya tenía controlada su enfermedad crónica. Evidentemente todo ello significó para él un desequilibrio en su estado y costos económicos inesperados por las visitas de sus familiares, pero sobre todo sufrimiento físico y moral.

En ese momento yo desconocía que se podría producir el fenómeno que científicamente se denomina *hemólisis* y sólo participaba como ayudante en las tareas menos complicadas. Desmenuzados los hechos por el mismo personal, se llegó a la conclusión de que la enfermera(o) que se había encargado de preparar los riñones no había vaciado el galón al recipiente con 120 litros de agua corriente; esta, al no tener electrolitos que atrajeran los desechos para sacarlos de la sangre, hizo una inversión de presión y el agua comenzó a pasar a la sangre del paciente, inflando los glóbulos hasta hacerlos estallar por la presión. La destrucción de esas células –denominadas *eritrocitos*– afecta la distribución de oxígeno por la sangre, que parecía como si se hubiera diluido, todo esto fue el mecanismo que ocasionó los síntomas al enfermo. No supe con detalle si fue un olvido, una distracción, pero sé que se trató de un hecho que pudo haberse evitado si se hubiera preparado con toda atención el líquido dializante. Este es transparente, al igual que el agua, lo que no permitía ver si ya estaba o no hecha la dilución, para evitar exponer al agua pura la sangre del enfermo. Los avances tecnológicos condujeron a que los fabricantes desarrollaran un pequeño aparato, el osmómetro, que mide la disolución de partículas en el líquido, con lo que se verifica la correcta elaboración del compuesto dializante. En el hospital se usó después para prevenir nuevos eventos como ese.

La enfermera o enfermero que había preparado durante la noche el enorme aparato había omitido vaciar el galón, y la de la mañana confió en que la preparación del hemodializador había sido correcta, pero cuando nos interrogaron nadie se reconoció como autor de ese error. La reacción de las autoridades del hospital fue escribirnos una amonestación llamando la atención al hecho como un acto erróneo que no debía repetirse, y nos la anexaron en el expediente laboral a cada uno de quienes habíamos asistido en ambas guardias. La desagradable y frustrante sensación que tuve al ser llamada a la jefatura de enfermería para leer el documento y firmar de enterada, así como las palabras severas pero no agresivas de la jefe, tratando de hacerme comprender que ameritábamos recibir una sanción, me causaron una impresión que jamás he olvidado.

En este como en otros casos de los que he obtenido testimonios hubo un error en la serie de pasos que el procedimiento involucra en su totalidad, que devino en generar trastornos al paciente que no se debieron a la enfermedad, sino a la falta de dilución del líquido para hemodiálisis; es decir, a una omisión de enfermería. Fue entonces cuando escuché por primera vez que habíamos incurrido en una *iatrogenia*. A cualquier situación perjudicial se le daba invariablemente esa denominación, y se sobrentendía que había sido involuntariamente provocada al paciente, al tratar de aplicarle un tratamiento médico y de enfermería. Pero el significado de la palabra no es exactamente referente a ese daño, y ha dejado de utilizarse indiscriminadamente en el lenguaje profesional sanitario para ser sustituida por nuevos conceptos que tratan de ser más explicativos. Tales resultados indeseables son prevenibles si se conoce profundamente lo que se está haciendo clínica y técnicamente al paciente, y se lleva a cabo con apego a principios éticos y a normas establecidas. No dejar de hacer los pasos necesarios, o no hacerlos correctamente, causa trastornos al paciente como la hemólisis generada. Tratar este tema es delicado, estresante, triste y dramático, especialmente si alguien perdió la vida en un evento como el referido, como sucede en otros casos.

A partir de entonces reflexioné que se trataba de situaciones serias y puse atención a cuanto caso de daño generado al paciente llegara a mi conocimiento, para analizarlo y entenderlo. Me pareció útil recolectar información para detectar hasta qué punto eran hechos atribuibles a las personas que atienden a los enfermos, especialmente médicos y enfermeras, y cuáles son los elementos importantes en cada caso. Descubrí lo complejo de esos sucesos, que son hechos en los que aparecen intrincadamente relacionados factores técnicos y éticos de las personas participantes. Tanto los pacientes como quienes ocasionan los eventos adversos,[14] como en el que caso que he narrado, de alguna manera se ven afectados; lo más frecuente es que reaccionen con enojo, y a veces con ira; en los últimos años se ha extendido la violencia como forma de trato entre las personas ante

---

[14] Ahora se clasifican también como eventos adversos a los que suceden a manos de otros trabajadores del hospital como camilleros, radiólogos o personal del laboratorio, y todo el que labora en el mismo, en los que resulta dañado el paciente: caída de la camilla, equivocaciones en los resultados, entre una amplia variedad de mecanismos.

sucesos como estos. Si el paciente sobrevive, en la mayoría de los casos él o sus familiares no exponen una queja formal, como sucedió con Pedro; en muchos casos los hechos no se registran, por lo que se desconoce la cantidad real de errores que ocurren en los servicios de salud.

Como circunstancias humanas, surgen preguntas que difícilmente se pueden contestar y, sin lugar a dudas, la filosofía contribuye a plantear y tratar de comprenderlas. Son reflexiones que se agregan a los aspectos científicos, que también es necesario conocer, ya que cada caso tiene sus especificidades y su respaldo legal. Las acciones que se realizan en los pacientes, a pesar de que se utilicen aparatos y sustancias ajenas a su corporalidad, tienen propósitos terapéuticos, pero en los hechos los resultados pueden estar alejados de este objetivo.

Los primeros eventos adversos, vocablo estructurado[15] con el que ahora se denomina a estas acciones –antes denominadas únicamente como iatrogenias–, los atestigüé personalmente, e incluso fui autora en dos ocasiones, casos que narraré más adelante. Después de esa etapa laboral en hospitales, los testimonios me fueron referidos por colegas y exalumnos de enfermería. Algunas de sus conversaciones, la mayoría transmitidas como confidencias, me causaban sorpresa por la amplia variedad de daños, físicos y psicológicos, que se pueden ocasionar como consecuencia de la diversidad de mecanismos y riesgos que existen en la atención clínica del enfermo. De los testimonios que me han sido narrados algunos causan perplejidad porque parecen creaciones de ficción. Así le sucedió a la profesora de un grupo de estudiantes de enfermería que tenía a su cargo las prácticas en un servicio de obstetricia, en el que la madre reposaba después del parto con su hijo en la misma cama.[16] Ella había terminado de amamantar al recién nacido y lo dejó dormido, mientras se levantaba a la regadera, la estudiante aprovechó la oportunidad para cambiar la ropa de cama sin que ella le estorbara. Lo increíble es que no se dio cuenta de que

[15] Biblioteca Virtual en Salud, http://decs.bvsalud.org/E/Ayuda-DeCS-y-el-Acceso-al-Vocabulario.htm https://bvs.org.es/

[16] A esta estrategia hospitalaria que se utiliza cuando no hubo complicaciones del parto se le denomina *alojamiento conjunto*, para favorecer el apego temprano y constante entre la madre y el hijo recién nacido, así como los cuidados maternos. Es diferente del servicio de "cunero", donde varios bebés son ubicados juntos para que sean asistidos la mayor parte del tiempo por personal del hospital, sistema muy comúnmente utilizado que perdura sobre todo en los hospitales privados.

entre las sábanas dormía el bebé y lo envolvió completamente con ellas, formando el bulto que se llevaría a lavar. Así arrojó este envoltorio al contenedor de ropa sucia, que llegó a la lavandería donde un empleado escuchó el llanto del bebé y lo sacó, con lo que impidió que se asfixiara entre la tela. Como estaba envuelto en grandes telas no había recibido golpes, y su llanto y la celeridad de quien lo encontró impidieron que llegara a la lavadora. Evidentemente, ya había pasado un tiempo en que la madre y el personal del hospital lo estaban buscando, y para tener tiempo de encontrarlo le dijeron que se lo habían llevado a una revisión y que pronto se lo devolverían.

En la actualidad las normas dictan que no debe retirarse a un bebé de su madre sin su consentimiento, pero en esos años no se habían desarrollado los derechos humanos ni la cultura de la seguridad hospitalaria exhaustiva. Por fortuna no fue un extravío prolongado y la señora recibió a su hijo, sin que ella se enterara jamás de lo sucedido. Se acordó entre las enfermeras y otros empleados que el incidente se mantendría en secreto, ya que aparentemente no hubo consecuencias fisiológicas que lamentar. Este suceso es polémico de clasificar: ¿Fue un evento adverso? No hubo daños físicos aparentes. ¿Fue un casi error o un error corregido? Esta última categoría no existe en la taxonomía de la seguridad del paciente.

Surge aquí un primer dilema que plantear acerca de la información que se proporciona a los pacientes en cuanto a los hechos inesperados y dañinos durante su internamiento, ajenos a la historia natural de su enfermedad, que son contrarios a las normas de cuidado. Si el recién nacido no tuvo trastornos ni tampoco su madre, estrictamente no se califica a este acto como un evento adverso, de ahí la necesidad de analizar las circunstancias ocurridas y sus consecuencias, las cuales no siempre son inmediatas ni tan directamente evidenciadas.

Otro caso que podría considerarse como adaptado de una comedia fue el que hizo un joven estudiante de medicina, cuando pasó frente al monitor cardiaco de una paciente, y vio que no aparecían en la pantalla las ondas de sus latidos. Inmediatamente se lanzó a efectuarle maniobras de reanimación cardiopulmonar y a tratar de darle una descarga eléctrica de 100 *joules*, como se hace en ciertos casos de arritmia severa. El problema fue que había hecho este procedimiento con la noble intención de salvarle la vida, ¡sin verificar los signos vitales de la paciente! Naturalmente, ella se despertó bruscamente y empezó a gritar que la querían matar. Lo que había sucedido es que solamente se le habían desconectado los cables de los electrodos adheridos sobre el pecho, por lo que la señal no se estaba captando.

Un caso más que parece inverosímil es el del paciente a quien una enfermera le dejó una charola con varios medicamentos orales sobre su buró, que eran para él y los demás pacientes, mientras ella iba a contestar una llamada telefónica a la estación de enfermeras.[17] El hecho fue que él, probablemente con distracción, se tomó todas las pastillas que estaban a su alcance, y no sabemos de qué medicamentos se trataba ni en qué dosis. La exalumna que escribió este hecho desconocía más detalles, pero probablemente no eran grandes cantidades las que el paciente ingirió, porque entonces habría dudado que fueran para él únicamente. En los hospitales es una técnica común poner las grageas, pastillas, cápsulas, etc., de varios pacientes en vasitos y llevarlos en una charola para distribuirlos en un recorrido, sin estar regresando por los medicamentos de cada uno. Por fortuna este incidente no tuvo consecuencias graves, ya que el lavado gástrico que se le hizo al paciente extrajo los fármacos antes que los absorbiera, con lo que se impidió la intoxicación; sin embargo, debe haber sufrido miedo y molestias. Ante casos como los anteriores, cabe preguntarse: ¿hasta dónde se cometió un daño con esos actos? ¿Cómo es posible evaluar si los trastornos fueron exclusivamente por las acciones u omisiones de quienes los atienden?

Es posible que la forma como sucedieron estos hechos provoque incredulidad, pero así ocurrieron, y pueden llegar a ser muy peligrosos, mucho más de lo que se ha narrado hasta aquí. Es por eso que los he incluido en la parte inicial, como un ejemplo de que se necesita imaginación para prever todo lo que en la realidad pudiera pasar. Indudablemente, ni los enfermos y sus familiares, ni tampoco el personal que los atiende, merecen pasar por la angustia y el temor ante sucesos que pueden tener alcances insospechados, y que son muy desagradables y pudieran llegar a un final trágico.

---

[17] En la actualidad el uso de teléfonos celulares quizá contribuya a que las enfermeras no se alejen de sus enfermos para contestar llamadas en el teléfono del hospital; sin embargo, su utilización favorece distracciones al atenderlo por mucho tiempo y absorber la atención durante las horas de trabajo. Escuchar música con audífonos o sin ellos durante el trabajo clínico, o atender aparatos electrónicos móviles personales, es un reto a la conciencia y compromiso de quien los usa en el hospital. Exigen una ética esmerada de compromiso y dedicación prioritaria al cuidado de los pacientes.

Capítulo IV
Primero no infectar

*La idea de que "una atención limpia es una atención
más segura" no es una opción, sino un derecho básico de los
pacientes a una atención de calidad. Unas manos limpias
previenen sufrimientos y salvan vidas.*

OMS, Ginebra, Suiza, 2005

Desde el lavado de manos todo tiene su técnica correcta. Evitar infecciones es una de las primeras medidas de seguridad que toda enfermera aprende en su escuela, con su debido soporte de conocimiento de microbiología, tanto en lo relativo a bacterias y virus como a otros seres diminutos que pueden causar enfermedad transmisible. La primera técnica que practicamos en el laboratorio de enfermería fue el lavado de manos, con su procedimiento diseñado para reducir la pronta *colonización*[18] de la piel limpia por gérmenes que la habitan, y eliminar a los que son evidentemente patógenos. Los procedimientos de asepsia debían hacerse en todos los lugares del hospital, que siempre se veía higiénico, sin objetos desgastados o rotos. En los quirófanos aprendimos y practicábamos el lavado quirúrgico con cepillo hasta los codos y brazos, para que la extensión corporal aseada fuera más amplia; luego, ya seca, la cubríamos con bata esterilizada y así, ataviadas con gorro y cubreboca desechable, estábamos listas con nuestras bacterias corporales tapadas con la tela del atuendo quirúrgico, para que no las anduviéramos disper-

---

[18] Concepto que se refiere a la presencia constante de bacterias en la piel, sin que nunca se puedan eliminar del todo debido a la relación simbiótica que tienen con nuestro más extenso órgano humano, sin infectarla; son nuestros habitantes dérmicos naturales.

sando por donde estábamos. La asepsia no solamente se garantizaba con las medidas de limpieza diaria, también influía la uniformidad en el color de la ropa quirúrgica, a diferencia de la variedad de colores, algunos intensos, y diseños que ahora se ven en las tiendas y hospitales del comercio actual.

Entre lo primero que practicamos estuvo el tendido de la cama del paciente que estaba hospitalizado, sin que la profesora ni las enfermeras insistieran en tener precaución ante la posibilidad de que él o ella pudiera caerse en algún momento o lesionarse de alguna forma. Aprendí el tendido de cama con paciente como si siempre pudiéramos colaborar dos personas en ello, o como si todas las camas tuvieran barandales que fueran una protección suficiente para el paciente.[19] El trabajo en el hospital en los años setenta y ochenta se hacía en un entorno tan limpio y pulcro como las prendas textiles en el hospital-escuela donde estudié, y así era desde el punto de vista aséptico y estético. La primera enseñanza clínica fue portar el uniforme que nos distinguía como estudiantes y usar la cofia que representa el trabajo clínico en el hospital. En la actualidad la cofia ha dejado de utilizarse, porque constituye un reservorio agregado de microorganismos, y ya se fabrican de materiales de fácil lavado.

Me acostumbré a ver la panorámica tan limpia e higiénica que el hospital de cardiología ofrecía. La ropa de las camas era toda blanca, sábanas y cubrecamas; se usaba una sábana transversalmente puesta sobre el colchón y fijada a los lados, en la parte de la cama en que reposaría el tronco del paciente, a la que denominábamos sábana clínica, que servía para conservar la sábana fija más limpia. Como estudiantes, aprendimos a hacer los dobleces que fijan esta sábana al colchón –a los que denominábamos pomposamente "carteras"–; aprendimos también a colocar las otras sábanas por encima, con bien calculada distancia de la orilla del colchón; y a doblarlas lo más derechas posible para que se notara la "cama abierta", que significaba que era una cama ocupada por un paciente que no estaba en ese momento acostado en ella. Si el paciente se había ido de alta, toda la unidad; es decir, la cama y los muebles que

---

[19] En los casos expuestos con los estudiantes hubo uno en que un adulto mayor insistió tanto en no despertar a su acompañante para ir al baño que, alzando las piernas, brincó los barandales y cayó al suelo de una manera tan abrupta que no dio oportunidad a que alguien pudiera evitarlo.

había ocupado, se lavaban con tal esmero que se levantaba el colchón y se limpiaba la base metálica que lo sostenía. El buró, la mesa-puente para acercarle los alimentos y todos los enseres que había utilizado el paciente quedaban asépticos, listos para recibir a quien los ocuparía después. Todas eran técnicas que nos enseñaban las instructoras –como se les denominaba en la escuela–, en el laboratorio de enfermería que era un pequeño hospital simulado. Luego las practicábamos ahí mismo durante los tiempos de descanso, y era muy divertido.

En casa cada estudiante lavaba su uniforme, ya que asistíamos con él diariamente a tomar clases en el salón. Cada semana la cofia que también usábamos desde que nos la colocaban en una ceremonia, antes de ir a las primeras prácticas al hospital,[20] era lavada y endurecida la tela en la lavandería del hospital de tal manera que la usábamos con impecable forma y blancura toda la semana. El viernes, antes de irnos a casa después de clases, las estudiantes pasábamos a dejar nuestras cofias, y el lunes las recogíamos muy limpias para darles forma y ponérnoslas sobre la cabeza. Usar cofia es uno de los símbolos con los que la sociedad distingue a las enfermeras de entre el personal que trabaja en los hospitales, se ha quedado en el imaginario colectivo, y se vive como una experiencia muy honrosa. Las batas de los médicos y sacos de los residentes, con su nombre y escudo del instituto, cuidadosamente bordados también, se lavaban y planchaban en la lavandería, tareas con las que el hospital contribuía a la limpia y estética presentación de todos.

Con esta pulcritud el hospital se aseaba por su propio personal de intendencia; hombres capacitados llegaban a cada piso con su carrito de acero inoxidable en el que transportaban los instrumentos para limpiar muebles, paredes y pisos. Las bolsas para los botes de basura eran transparentes y del tamaño correcto para contener los desechos de cada usuario, los baños estaban siempre higiénicos y se lavaban siempre que era necesario. No se habían difundido masivamente las normas oficiales mexicanas en salud, como las que indican cómo protegerse al manipular objetos impregnados de desechos orgánicos, ni cómo proteger el ambiente. Sin embargo, las rutinas eran de mucha limpieza y los

---

[20] La ceremonia de *Investidura de cofias a las mujeres y de insignias a los hombres*, es uno de los símbolos de nuestra profesión, y se sigue llevando a cabo en las escuelas de enfermería.

desechos se trasladaban al incinerador. En el cuarto séptico existía un aparato *lavacómodos* que utilizábamos las enfermeras y auxiliares, en el que el recipiente que utilizan los pacientes para evacuar el intestino, que conocemos en el ambiente clínico con el nombre de "cómodo", que era siempre de acero inoxidable, era colocado en el sujetador vertical, para que un cepillo, jabón y chorro de agua caliente lo limpiaran. Lo sacábamos aún tibio y despidiendo un olor a aseado, que evitaba el rechazo de ser utilizado por otros pacientes.

También había un carro de curaciones de tamaño grande para transportar los torunderos de acero inoxidable, muy apropiado para su aseo; recipientes con gasas; apósitos nuevos esterilizados en el hospital; vendas y jeringas en su envoltura de fábrica. Tenía frascos con antiséptico a base de yodo y agua bidestilada en los que sobre tela adhesiva se leía el nombre del líquido. Se escribía la fecha en que habían sido llenados, para llevar la cuenta del tiempo en que debía sustituirse su contenido por otro menos manipulado, de manera que se redujera la posibilidad de contaminación. Poco a poco empezaron a aumentar y especificarse las medidas de control microbiológico para evitar las infecciones nosocomiales, las que se sabía que el paciente podía adquirir en el hospital. El carro tenía su aro para colocar y retirar la bolsa de desechos, y en la parte de abajo se transportaban doblados los cuadros de tela protectores de la cama y ropa del paciente.

Me impresionó saber de la existencia de mortíferos microorganismos que pueblan los hospitales como las bacterias Pseudomona aeuroginosa o el Estafilococo aureus, que causan graves infecciones en órganos vitales.[21] Me tocó la experiencia de la aparición del virus causante del SIDA, y el asombro y temor de atender a los primeros pacientes en los hospitales de especialidad.

La atención en todo momento estaba centrada en las acciones de limpieza, pero después aprendí que no basta con ellas; se requieren otras medidas de prevención para que el paciente que es llevado a una sala de operaciones donde su cuerpo será expuesto hasta sus cavidades, sea tratado con seguridad para su conservación sin infecciones agregadas, y la curación del trastorno que lo condujo al hospital.

---

[21] Nodarse Hernández, Rafael (2002), "Visión actualizada de las infecciones intrahospitalarias" en *Revista Cubana de Medicina Militar*. Vol. 31, núm. 3, p. 205.

Las Infecciones Nosocomiales (IN) son las adquiridas en el hospital o las asociadas a la atención médica, que pueden generarse en el paciente ambulatorio o sus familiares cuando portan catéteres o sondas, mientras hacen su vida diaria, que se contaminan. Son diversos y complejos los mecanismos por los que una persona adquiere una infección a partir de los dispositivos clínicos que se le instalan, o por los fármacos que se le aplican. A los pacientes que se les va a trasplantar un órgano, por ejemplo, antes de la operación se les suministran medicamentos que disminuyen su respuesta inmunológica de rechazo al órgano ajeno, lo que favorece adquirir infecciones que también son eventos adversos, aunque de lenta aparición. Estas también pueden aparecer como efecto secundario de medicamentos, y es tan amplia la gama de posibilidades de infectarse que han surgido especialidades médicas para su control. Las infecciones nosocomiales pueden llegar a ser muy graves, varias de ellas, como la *neumonía* o la *bacteremia* (difusión de bacterias en el torrente sanguíneo), que pueden complicarse como sepsis y acabar con la vida del paciente.

Es importante señalar que 20 años después de que participé por primera vez en un evento adverso, investigué que el Consejo Internacional de Enfermeras (CIE) publicó que "los sistemas de salud no son perfectos, en tanto que instituciones humanas no son irreprochables".[22] Reconocer la posibilidad de error y vencer el temor a referirse al tema es fundamental, en un auténtico empeño por evitar eventos adversos a los pacientes.

La Organización Panamericana de la Salud (OPS) ha publicado el concepto de Infecciones Asociadas a la Atención de Salud (IAAS)/infección intrahospitalaria o infección nosocomial, basada en el reconocimiento de un proceso causado por un agente transmisible, microbiológico, que no se encontraba presente o en incubación al ingreso de un paciente. Esta definición abarca tanto las infecciones graves como las leves, las prevenibles y las que es casi imposible evitar.[23] La problemática global de

---

[22] Consejo Internacional de Enfermeras. *Declaración de posición sobre la Seguridad del Paciente*, adoptada por el consejo en 2002, pp. 2-3, en formato PDF.

[23] Organización Panamericana de la Salud (OPS) (2011), *Guía de evaluación rápida de programas hospitalarios en prevención y control de las infecciones asociadas a la atención de la salud.* Washington. Disponible en: www.paho.org/hq/index.phpp, p. 21.

las infecciones asociadas a la atención sanitaria es muy amplia, ya que tiene implicaciones económicas, sociales y profesionales. Están asociadas también con diversos factores como el uso de antibióticos caros, las reintervenciones quirúrgicas, todo ello agregado a los costos sociales a que se exponen los pacientes, dados por pérdidas de salarios si la infección los retiene más tiempo en el hospital.

Las infecciones nosocomiales pueden adquirirse a todas las edades y no es raro que se presenten brotes epidémicos que son publicados como noticias en los periódicos. El entorno que rodea a la persona hospitalizada de cualquier edad juega un papel importante en la causalidad de estos eventos adversos. Los objetos que rodean al paciente, su estado de limpieza y la esterilidad de los objetos de uso clínico invasivo son claves de la prevención.[24]

Las infecciones son el tipo de eventos adversos que se presentan con más frecuencia, y se presentan en cualquier parte del organismo intervenida. En un estudio se cuantificó que en su mayoría las IAAS se presentaron como único evento en los pacientes, pero algunos de ellos presentan más de un evento adverso de cualquier tipo en cada periodo de contacto con los servicios de salud. Algunas infecciones son graves y ponen en peligro la vida del paciente, como la sepsis, ya que afectan órganos vitales.

En el hospital puede adquirirse infección de la herida quirúrgica, de vías urinarias, y entre las más peligrosas están las bacteriemias y neumonías. Estas infecciones se relacionan directamente con técnicas y procedimientos que son susceptibles de supervisión y mejoramiento, de tal manera que se pueden disminuir las tasas de infección. Se reconoce que las tasas de infección nosocomial son muy elevadas en nuestro medio; se ha calculado que en México ocurren 22 500 fallecimientos por infección nosocomial anualmente.[25] En este control es fundamental el papel de las enfermeras y enfermeros comprometidos con un programa de calidad, ya que son, de todos los que trabajan en los hospitales, el único grupo profesional que además de sus conocimientos de epidemiología tiene presencia permanente. Las actividades de la enfermera del control

---

[24] Ponce de León-Rosales, Samuel (1991), "Infecciones intrahospitalarias y calidad de la atención médica ¿Es posible ahorrar en salud?" en *Salud Pública de México*, enero-febrero. Vol. 33, núm. 1, p. 4.
[25] *Ibid.*

de infecciones en el hospital y su vigilancia epidemiológica exigen un alto sentido de responsabilidad y organización. Es una interesante área de desarrollo profesional que facilita la actualización y la especialización institucionales; en una palabra: el empoderamiento en enfermería.[26]

En 1982 se inició un programa de vigilancia de infecciones nosocomiales en el Instituto Nacional de la Nutrición "Salvador Zubirán", en el cual trabajé de 1988 a 1990. En esos años mi trabajo se concentró en la epidemiología clínica para el control de las infecciones intrahospitalarias de los pacientes que estaban internados en el instituto, en los dos pisos de unidades compartidas por los pacientes. Aún no había adquirido conocimientos de los eventos adversos como problema de seguridad del paciente; sin embargo, aprendí que provocar fiebre, pus, abscesos y toda la complejidad que una infección puede desarrollar es generar síntomas que no tenía el paciente cuando llegó al hospital. La vigilancia epidemiológica de las infecciones nosocomiales es un campo de desarrollo profesional muy fértil para la enfermería, ya que implica el dominio del conocimiento de los actos de cuidado y sus riesgos en virtud de los instrumentos y técnicas que involucran.[27] Asumir una responsabilidad en la prevención era la misión del Departamento de Epidemiología clínica y fue una actividad muy interesante para toda enfermera. En una ocasión en un hospital observé a un paciente que tenía una infección en la zona en que había sido operado en el abdomen bajo, que había formado una cavidad tan honda que cabía una o dos manos de un adulto. A esas infecciones les nombraban "conejeras", porque se parecían a las madrigueras que los conejos excavan en el campo, que tardaban meses en sanar y requerían curaciones a base de lavados que se hacían en el quirófano.

Años después, cuando en México la Secretaría de Salud empezó a publicar las Guías de Práctica Clínica –primero para médicos y más recientemente para enfermeras–, y a difundirlas por Internet, leí por primera vez un título que revela el origen iatrógeno de una infección: *Neumonías asociadas con el uso de ventilador*. También entendí que iatrógeno no significa necesariamente que el médico la haya ocasionado, sino que el inicio de la infección se desencadenó por el uso del

[26] Romero Oliveros, M. del C. y Ortiz Rivera, R. (1996), "Funciones de la enfermera de control de infecciones" en *Infecciones intrahospitalarias*. México, Mcgraw-Hill. Cap. 5, p. 40.

[27] OPS (2011), *op. cit.*, p. 15.

aparato para apoyo ventilatorio, proceso en el que participan varios profesionales de la salud: el médico, enfermeras y técnicos en inhaloterapia. El lenguaje clínico se ha ido transformando en conceptos específicos y explicativos que permiten dejar de considerar al médico como el villano de las iatrogenias.

Capítulo V
Aprendizaje cometiendo errores de medicación

¡Este medicamento no es el mío!

Paciente

El primer incidente[28] en el que incurrí por falta de seguridad –y que me causó perplejidad vivir de cerca– fue el que me reveló que las enfermeras(os) podemos poner en peligro la integridad del paciente, por suerte no tuvo resultado nocivo. Se trató de un error que, aunque no ocasionó un daño evidente, se había debido a un paso incorrecto, fue un riesgo innecesario al que expuse a un paciente, que podría haber sido grave si los medicamentos hubieran sido de efectos potentes; realmente uno de esos dos medicamentos sí lo era: cloruro de potasio, aunque la vía oral y la salud renal y del sistema digestivo del paciente le ayudaron a paliar los efectos adversos potenciales que pudieron haberse desencadenado.

En mi año de servicio social en el turno matutino, un domingo que fui a visitar a una amiga en otra área del mismo hospital, me ofrecí a distribuir los medicamentos que ella había preparado. Estaban colocados poco menos de 10 vasitos desechables de 30 mililitros de capacidad, con toda clase de medicamentos para darlos por vía oral, líquidos, otros sólidos o suspensiones. Al entrar a un cuarto con seis camas, algunos pacientes estaban sentados en las sillas entre cada cama. Entré con la charolita en las manos buscando con la mirada los números de cama que fueran iguales

---

[28] Se define como el "evento o incidencia que suele ser imprevisto y desfavorable, o que representa una notable desviación negativa respecto de la 'norma asistencial', ocurrida en un establecimiento de atención sanitaria", OMS, *CISP*, 2009, p. 136.

a los de las etiquetas pegadas a cada vaso. Tenía que dar una gragea de vitaminas color naranja a un paciente, y al de la cama de junto una gragea color rojo de cloruro de potasio. Cuando llegué al primer paciente le dije que se tomara su medicamento, me contestó que nunca se había tomado una pastilla de ese color. Sin darle importancia a su comentario le solicité que se lo tomara, le dije que tal vez era un nuevo medicamento que iba a iniciar, y aunque me miró con desconfianza se lo tomó. Pasé con el siguiente paciente y me dijo lo mismo, que su pastilla era de color naranja y no roja, pero él no le dio tanta importancia y con un poco de distracción también se la tomó, sin que me diera tiempo a verificar lo que yo empezaba a sospechar: que algo andaba mal. Tomé entonces la charolita y regresé a la central de enfermeras a verificar en las tarjetas de registro de los medicamentos lo que estaba escrito para cada paciente, y haciendo los cotejos necesarios me di cuenta de que a uno le había dado la gragea del otro y viceversa.

El temor que me invadió fue notable e inmediatamente fui a avisarles a ambos pacientes el error que había cometido. Uno de ellos se paró inmediatamente de su silla y se dirigió al baño a tratar de vomitar, pero no lo logró, y el otro solamente me miraba angustiado preguntándome qué le iba a pasar. Como no tuve la respuesta, fui a preguntarle al médico residente de guardia, quien me dijo que tal vez no ocurriría nada ya que los pacientes no estaban delicados y los medicamentos no eran dosis peligrosas. Lo que sí me recomendó fue que vigilara al paciente al que le había dado la gragea roja, porque era de cloruro de potasio y ese compuesto tiene efectos en el latido cardiaco; me indicó que le tomara los signos vitales varias veces antes de terminar el turno y reportara si había datos de alarma. Hice lo que el médico me dijo y también le informé a las enfermeras que tenían a ambos pacientes bajo su responsabilidad, y ellas lo reportaron a las que llegaron para relevarlas en el turno vespertino.

Fue mucha la angustia que ese error me provocó, pero afortunadamente no hubo trastornos que atribuir a ninguno de los dos pacientes; esto sólo se descartó hasta pasadas 24 horas, en que los medicamentos ya se habían absorbido y ejercido su efecto. Así que al día siguiente visité a los pacientes y les pregunté cómo habían pasado la tarde y noche, y ninguno me dijo que hubiera tenido algún trastorno extraño, pero sí estuvieron inquietos por su evolución, tuvieron mucho miedo. A los dos les informé el error que había cometido en el mismo momento en que ocurrió y me mostré muy apenada por haber actuado precipitada y descuidadamente; ellos reaccionaron con comprensión, aunque uno de ellos sí se expresaba con moderado enojo. Me explicó con sencillez que había estado muy atento a sus signos y síntomas que evidenciaran alteración atribuible a haber consumido el potasio, que había escuchado que era riesgosa su ingesta no prescrita, pero que al observarse cuidadosamente no le pareció que hubiera sufrido un daño.

En ese tiempo no existía la preocupación judicializada por la seguridad del paciente, y la cultura de la queja tampoco se había desarrollado con la intensidad que tiene en los últimos años; hoy en día toda la sociedad exige justificadamente sus derechos y la atención de calidad. En el hospital tampoco se percibía ningún signo de violencia, los pacientes no expresaban con facilidad su ira y menos contra el personal, como sucedió en mi caso, aunque me equivoqué y ambos pacientes lo supieron.

No es difícil reconocer que actuar con descuido, sin escuchar advertencias, con distracciones, morosidad, tal vez apatía y precipitación[29] en los actos clínicos favorece cometer errores como el narrado. Me faltó la atención suficiente para aceptar que no conocía a los pacientes, y que el hecho de que estuvieran sentados junto a la cama que tenía el número en la pared no significaba que era la de ellos, como pensé. Preguntarles su nombre no era tan exigible, no se acostumbraba escribirlo en el pequeño vaso en el que no cabía, y no se consideraba indispensable, menos aún en un servicio en el que era usual conocerlos por sus repetidos internamientos, como enfermos crónicos.

En la actualidad se ha desarrollado el sistema de identificación del paciente colocándole su nombre en alguna parte visible, como las pulseras o en la cabecera, para que se facilite verificar que se trata de la persona cuyas prescripciones farmacológicas se han preparado. La identificación del paciente debe hacerse sobre la ropa, desde el recién nacido hasta el anciano, o sobre el cuerpo mismo del cadáver, con etiquetas imborrables o imperdibles. Sin embargo, el diálogo directo cuando es posible es la manera más rápida de identificar a las personas; en el caso de los pacientes psiquiátricos, aunque puedan hablar, sus datos deben verificarse cuidadosamente.

---

[29] Moctezuma-Barragán, Gonzalo (2000), *Derechos de los usuarios de los servicios de salud.* Instituto Politécnico Nacional, Cámara de Diputados del H. Congreso de la Unión y Universidad Nacional Autónoma de México, p. 127.

Respecto a la medicación, habíamos tenido muy buenas clases de farmacología en las que se nos explicaron los medicamentos que suministraríamos por las diferentes vías, sus efectos terapéuticos, dosis seguras y riesgos de aplicarlos en menor o mayor cantidad, especialmente a los pacientes pediátricos. Una enfermera egresada de una escuela oficialmente reconocida, como abundan escuelas hoy en día, y con un plan curricular adecuado, debe ser capaz de aplicar los medicamentos más usuales, y de reconocer cuando tiene ante sí otros nuevos que le exigen obtener los conocimientos necesarios para su correcta suministración. Con los medicamentos de efecto rápido y potente, y con todos los que se aplican por vía endovenosa, debe procederse con toda precaución. En esa ocasión actué con exceso de confianza, sin aplicar el principio de verificación de *paciente correcto* preguntándole su nombre a quienes debía dar el medicamento, paso que no había visto ejemplificado. Con la complejidad que tienen en la actualidad las fórmulas y combinaciones de las sustancias, se han agregado más correctos a observar, ahora son 10 pasos que abarcan también la fluidoterapia con medicamentos intravenosos, y son:

1. Investigar antecedentes de alergias.
2. Medicamento correcto.
3. Paciente correcto.
4. Dosis correcta.
5. Vía correcta.
6. Hora correcta.
7. Frecuencia correcta.
8. Orientar y educar al paciente y familiar sobre el fármaco que se administra.
9. Detectar reacciones farmacológicas.
10. Realizar registros conforme lo normado.[30]

[30] Castañeda Flores, Abdyanee; Pérez-Castro y Vázquez, Jorge Alfonso y Soto Arreola, Martha (2015), "Eficacia de la práctica de enfermería en la Terapia de Infusión Intravenosa" en suplemento de la *Revista* CONAMED, p. 28.

Estos pasos correctos son los que toda enfermera debe haber estudiado antes de hacerse responsable de su aplicación. Los aprenderá mejor con análisis de situaciones concretas, ejemplos y casos, que si solamente se memorizan.

El error de medicación que cometí por fortuna no dañó a los pacientes. Eran adultos, conscientes, que además estaban familiarizados con sus medicamentos, al menos conocían su color, lo cual debió haberme puesto en alerta desde el primer momento y no hasta llegar al segundo paciente. Sin embargo, si se tratara de enfermos inconscientes o durmiendo, que no se percatan del momento en que se les aplica un medicamento, si existe error previo el evento puede ser desastroso, incluso mortal.

El cuidado en serie de pacientes o que es más de uno, a veces muchos más, requiere enfatizar las medidas de seguridad del paciente. Existe todo un catálogo de dispositivos clínicos que se les aplican, en especial cuando estos dispositivos se asemejan o se colocan unos junto a otros –incluyendo los medicamentos por vía oral–, como las bolsas o recipientes con soluciones por diferentes vías tan comunes en los modernos hospitales, esto favorece equivocaciones y exige más atención para evitar errores de medicación o de otro tipo. El cuidado individualizado posibilita en todos sentidos una mejor calidad y desempeño humanizado, en el mundo de las instituciones de salud que reciben a decenas y cientos de pacientes al día. Y aún en ese caso; es decir, proporcionando cuidado de enfermería a un solo paciente, es posible cometer errores de medicación, uno o más al mismo paciente, a varios, si no se actúa con la responsabilidad debida.

Años después, recordando esos hechos, busqué información que me explicara aquellos acontecimientos, y los actos de otras enfermeras, que cada vez escucho con más frecuencia en las charlas con alumnos y compañeros profesores de enfermería. Hasta hace poco tiempo encontré documentación que se refiere al error de medicación. La OMS elaboró una clasificación de conceptos aplicables a las situaciones en que se dan los errores en la atención a los pacientes, según la cual el hecho que generé en el año que era pasante fue un error de medicación. En esa clasificación se define al error de medicación como:

Todo evento prevenible que pueda causar o dar lugar a un uso incorrecto de la medicación o a daño al paciente mientras la medicación está bajo el control del profesional sanitario, el paciente o el consumidor. También se explica que se trata de todo evento prevenible ya que es ocasionado por el uso incorrecto de la medicación y pone en peligro la seguridad del paciente.[31]

Una de las formas reconocidas de provocar más perjuicios que beneficios es ofrecerse a ayudar a las otras enfermeras o compañeros de trabajo, cuando nos parece que tienen muchas tareas que hacer con sus pacientes. Si intervenimos a pacientes de los que no tenemos los suficientes datos, que no conocemos y no estamos familiarizados con los medicamentos, o cuando son demasiados a quienes debemos ofrecer cuidados, aumentan las probabilidades de cometer un error en alguno de los pasos de la medicación segura. "En la actualidad se diseñan sistemas de aplicación de fármacos, que son tecnologías diseñadas para la administración localizada y/o la liberación controlada de agentes terapéuticos".[32]

Los años siguientes procuré evitar errores de medicación, aun sin tener información formal de ese concepto. En 1982, cuando me titulé de la carrera técnica, los acontecimientos relacionados con la que actualmente se denomina cultura de seguridad del paciente siguieron ocurriendo en otros países, antes que en México, sin que entonces yo lo supiera. Ha sido con el paso de los años con la lectura de libros y noticias, al principio, y después con la difusión por Internet de información veraz. Fue por este último recurso que supe del caso de la periodista Betsy Lehman y comprendí la gravedad y letalidad que llegan a tener los errores de medicación, como le sucedió a ella. Era una joven madre, de 39 años de edad, que desarrolló cáncer de mama. Trabajaba en el periódico *The Boston Globe*, en Estados Unidos, y no murió por la enfermedad sino por una dosis de quimioterapia mayor de la que requería, aplicada en un prestigioso hospital afiliado a la *Harvard Medical School*.[33] Esto ocurre debido al efecto citotóxico de los medicamentos contra el cáncer, que no sólo afectan a las células malig-

---

[31] OMS. *Marco Conceptual de la Clasificación Internacional para la Seguridad del Paciente (CISP) Versión 1.1 Informe Técnico Definitivo*. Enero de 2009 WHO/IER/PSP/2010.2, p. 122. Disponible en: http://www.who.int/patientsafety/implementation/icps/icps_full_report_es.pdf

[32] Sitio del *National Institute of Biomedical Imaging and Bioengineering* http://www.nibib.nih.gov del gobierno de Estados Unidos.

[33] http://www.chiamass.gov/betsy-lehman-center/

nas, sino también a las sanas. En recuerdo de su caso y para difundir la prevención de errores como el que le causó la muerte, en 2004 se fundó el *Centro Betsy Lehman para la Seguridad del Paciente y la Reducción del Error Médico*, como institución independiente, en ese país.

Los errores de medicación se han hecho tan sofisticados como los tratamientos que los científicos han diseñado, de manera que han sido sujetos a subclasificaciones y estudios específicos, como la prevención de errores en quimioterapia. En línea existe un video que ilustra y desglosa a detalle el error que un equipo de enfermeras y médicos especialistas cometieron en una paciente, que termina hasta que la paciente es informada por la enfermera del incidente ocurrido. El video titulado *Learning from error* (Aprendiendo del error) es un muy buen ejemplo ilustrado de un error en el proceso de medicación.[34] En este trabajo, que la OMS tiene como material educativo, se ve y analiza un grave error en la vía de aplicación de un medicamento. Se trató de un error médico, de enfermería y de medicación, todo ello al mismo tiempo, ya que en los eventos, como en las circunstancias humanas, los hechos son complejos, de ahí la importancia de entenderlos a profundidad para discernir estrategias de prevención. Existen diversas páginas destinadas a orientar al consumidor en errores cometidos repetidas veces, al consumirlos fuera del hospital, para estar alertas y evitarlos, y se aprecia también que el paciente no es un sujeto pasivo sino que su participación es parte de su seguridad.

El temor de cometer un error de medicación es una experiencia humana angustiante, de consecuencias no siempre previsibles, y no es difícil afirmar que muchas personas lo han vivido, pero no siempre se encuentra el momento propicio para comunicarlo, o no hay el suficiente valor para ello. No es ético juzgar con tan poca información y conocimiento los actos profesionales de otras personas, ya que todos somos seres humanos falibles. Sin embargo, ante el desconocimiento sobre la incidencia real de los errores de medicación, sus posibilidades de ocurrir, los mecanismos de acción conocidos, pueden consultarse datos estadísticos con relativa facilidad. Tener el empeño de llevar a cabo una medicación segura es una responsabilidad, un deber a cumplir en la función que a médicos y enfermeras compete. Lo importante, cuando una enfermera(o) ya está

---

[34] Disponible en la OMS http://www.who.int/patientsafety/education/learning_from_error/en/ Se encuentra también la versión doblada al español en YouTube.

junto al paciente para realizarle un acto de cuidado, es preguntarse si sabe hacerlo correctamente en todos sus pasos, si ha valorado detalladamente al paciente para afirmar la pertinencia de las intervenciones que ha de hacerle. Si existen dudas es preferible no exponerlo; es asunto de conciencia personal, de sinceridad y valentía reconocer lo que no se sabe antes que actuar con temeridad, con falsa confianza en nuestros conocimientos y destrezas. Los errores de medicación suelen ser cometidos por las enfermeras más inexpertas, las jóvenes recién egresadas, como fue mi caso, pero puede ocurrir en cualquier etapa del ejercicio profesional.

Son tan variados los mecanismos por los cuales puede incurrirse en un error que difícilmente pueden preverse sin advertencia previa, por lo que cada vez se aprecia en los temas de seguridad del paciente la importancia de compartir las experiencias. Parece trivial que se abra un paquete nuevo de medicamentos, que estos se extraigan de sus envolturas de fábrica, que se pongan unas pastillas junto a otras una vez sacadas de sus cajas, pero una confusión de un medicamento por otro sí puede ser un peligro para el paciente. Las experiencias pasadas de toda enfermera son recuerdos que no debe guardar como secretos, sino recurrir a ellos como estrategias para aprender y enseñar lo que debe evitarse, con toda atención y concentración en la tarea de la medicación segura.

Capítulo VI
Lastimando sin intención: creí que lo sabía hacer

*Una enfermera que hace ruidos con sus faldas al rozar
los muebles de la habitación molestará al paciente.
Ella puede considerarse afortunada si sus faldas no se
incendian con las velas, y si ella no se deja sacrificar
junto con su paciente.*

Florencia Nightingale

El interés en estos temas me surgió al sentir el impacto de cometer errores, y en una ocasión sí lesioné a una paciente; sin intención, por supuesto. Por fortuna no fue un daño irreversible, pero causó trastornos durante unos días, que ella no tenía. Estos fueron consecuencia de la inyección que le apliqué, y que desaparecieron hasta que el medicamento se absorbió por completo.

Los hechos fueron los siguientes: también fue en mi año de servicio social, y no era la primera vez que inyectaba a un paciente, pero sí a una mujer que estuviera tan desgastada físicamente por la insuficiencia renal que padecía; estaba muy delgada y se tenía que atar la cinta del pantalón de la pijama con un fuerte nudo para evitar que se le cayera. Doña Susy, una mujer de alrededor de 40 años, o quizá menos, pero cuya cara y cuerpo la hacían parecer mayor; tenía muchos signos de que sus riñones no depuraban los desechos y tendían a acumulársele intoxicándola. Era paciente frecuente del instituto, ya que se le hacía diálisis peritoneal para sustituir la función perdida, y era muy conocida en el servicio de Nefrología por todo el personal. El médico le indicó algún medicamento por vía intramuscular, recuerdo que era dosis única, quizá un analgésico, y me correspondía aplicárselo. No era la primera vez que yo hacía ese procedimiento, y las veces anteriores no había detectado trastornos a mis pacientes después de haberlos inyectado, que se adjudicaran a la técnica de inyección o al medicamento aplicado. Pero esa vez, al poco rato de habérsela realizado y cuando trató de ponerse de pie, Doña Susy tuvo debilidad en la pierna del lado que se la había aplicado, y no tenía fuerza para sostenerse en pie y tampoco pudo caminar. Evidentemente me asusté y llamé al residente de nefrología de guardia, quien la revisó pero, al no notar nada extraño, solicitó un examen por el neurólogo. Una vez que la examinó, el neurólogo diagnosticó irritación química de rama superficial del nervio ciático por la inyección aplicada y comentó que seguramente era a causa de la *caquexia* (que presentaba la paciente notable adelgazamiento muscular y casi desaparición del tejido graso) como secuela de su prolongada enfermedad crónica. Sus fibras nerviosas estaban muy superficiales bajo la piel, y también quizá estaban afectadas por la nefropatía. La penetración del fármaco muy cerca o sobre ellas había afectado su función normal transitoriamente.

La técnica perfecta para una paciente en esa condición requería una modificación al introducir muy poca longitud de la aguja, menor de como lo había hecho. Lo ideal era haber utilizado una aguja de fabricación más pequeña, pero no se abastecían en el servicio donde estaba la paciente, ya que siempre había de tamaño estándar. Sin embargo, dado que la elección del sitio de la inyección y la aplicación del medicamento habían sido correctos, el médico pronosticó que en cuanto este se terminara de absorber dejaría de irritar al nervio y la paciente se recuperaría totalmente. Para ayudarla se le indicaron algunos cuidados de enfermería, y ella también haría ejercicios para aumentar su fuerza muscular. Así sucedió y, aunque pasaron varios días, no desarrolló secuelas irreversibles y recuperó la fuerza para caminar. Durante el tiempo que ello tardó no tuve tranquilidad; sólo la reacción comprensiva de la paciente y de mis compañeros de trabajo que me dieron confianza, más bien esperanza de que el evento se resolvería, lo que por fortuna sucedió. Hasta entonces no me había percatado de la gravedad que pueden llegar a tener las técnicas incorrectamente aplicadas y, aunque no caí en pánico, sí estuve muy temerosa e intranquila por varios días y meses. No obstante, no temía expresar mi pena ante la paciente, quien era una persona sencilla que me conocía desde estudiante y reaccionó con tolerancia al error que cometí.

En la actualidad, en los hospitales se surten agujas de diferentes longitudes y de más grosores que las de pivote verde, negro y amarillo que eran las que se abastecían cotidianamente en ese servicio. Eso me hace comprender que para la seguridad del paciente influye toda la organización, desde los materiales que adquiere hasta la supervisión de los estudiantes o enfermeras de nuevo ingreso. Pero también es muy importante que quienes hemos tenido la experiencia de errar al proporcionar cuidado al paciente, sin temor hagamos advertencia de lo que puede suceder a las nuevas generaciones. Las enfermeras con experiencia en la atención de personas con determinadas características deben asesorar a las jóvenes, ya sea en enseñanza incidental que es la que se presenta en oportunidades espontáneas, o en sesiones planeadas de revisión breve de casos. Quienes se inician en la profesión no pueden imaginar la amplia gama de circunstancias que pueden devenir en un evento adverso al paciente, y en la mayoría de los casos son prevenibles.

La enfermera norteamericana Patricia Iyers afirma que es necesario distinguir entre profesionales incompetentes, que no son la mayoría de los que están laborando en los hospitales, de los que sí lo son. Estas instituciones contratan a su personal con la confianza en la legitimación de su formación académica previa, adquirida en una escuela oficialmente reconocida. Es por ello que se ha demostrado que no se puede hablar con ligereza de incompetencia en cuanto a insuficiente conocimiento y estudio escolar en la mayoría de las enfermeras que han incurrido en errores profesionales.[35] Lo que quizá sí existe en los causantes de eventos adversos a sus pacientes es "inexperiencia" en el manejo de determinados medicamentos, aparatos o ejecución de técnicas clínicas, cuando no se han ejecutado las veces suficientes. En este punto es importante mencionar la arraigada costumbre en la manera de organizar el trabajo en los hospitales, de cambiar a las enfermeras a diferentes servicios cuando originariamente hay una distribución inequitativa de la carga de trabajo, afectando la adquisición de práctica. Esta tendencia tiene su justificación administrativa, que es la falta de personal en un turno; sin embargo, dada la importancia que tiene esta característica peculiar del trabajo de enfermería, es conveniente evaluar los motivos para cambiar a alguien de un servicio a otro, que no respondan a razones que podrían resolverse con otras medidas.

Una estudiante, una enfermera que recientemente ha concluido sus estudios, o que tiene pocos años de ejercicio profesional, no ha adquirido aún la perspectiva totalizadora del trabajo clínico; le falta la intuición para prever todas las consecuencias que se podrían suscitar por los procedimientos. De ahí la importancia de transmitir experiencias pasa-

---

[35] Iyer, Patricia W. (2001), *Nursing Malpractice.* Estados Unidos, Lawers & Judges Inc., p. 35.

das a las nuevas generaciones. Con el paso del tiempo y adaptándose con prudencia a las circunstancias reales de los enfermos, una enfermera perseverante llegará a ser experta.

La técnica de inyección intramuscular segura es una de las primeras que se aprenden en la escuela de enfermería de cualquier nivel académico, y es quizá una de las que los egresados seguirán aplicando con mayor frecuencia a lo largo de su vida futura. Cuando en los años estudiantiles hay un acercamiento a los pacientes para practicar los conocimientos aprendidos, en teoría las habilidades que adquiera el alumno se basan en procedimientos estandarizados, en la medida en que la anatomía, fisiología y fisiopatología humana se mantienen en ciertos parámetros universales. Sin embargo, el cuerpo no es perfecto y pueden presentarse variaciones anatómicas y fisiológicas importantes de una persona a otra, de las cuales no nos percatamos porque son internas. Estas variaciones como la obesidad notable, la falta de partes corporales o sus modificaciones extremas exigen actuar con mayor prudencia, preguntar o pedir asesoría en lugar de actuar con una temeridad que resulte peligrosa para el paciente.

Algunos autores han definido la *impericia* como la actuación con falta de conocimiento acerca de la mejor manera de efectuar un procedimiento, que es la que se aproxima a la obtención del mejor resultado y se sustenta en el conocimiento más actual y comprobado.[36] Para Carrillo Fabela la *impericia* es hacer algo para lo que no se tienen las suficientes habilidades o conocimientos básicos e indispensables, que resultan obligatorios en determinado arte o profesión. Explica la autora, médico legal y perito, que se ha incurrido en impericia cuando en determinada situación el profesional de la salud –no sólo el médico–, no actúa como lo haría cualquiera de sus colegas o la mayoría de los mismos, en igualdad de condiciones en que se aplicarían correctamente los conocimientos, habilidades y cuidados exigidos.[37]

En el ámbito de atención quirúrgica la impericia puede tener efectos muy peligrosos y letales. Detectar que en un caso hubo impericia requiere un minucioso peritaje elaborado por pares, por otras enfermeras(os); no sería posible dictaminar que una enfermera por impericia generó un even-

---

[36] Arellano González, Martha (2005), *Manual ético legal de la práctica médica*. México, Alfil, p. 11.

[37] Carrillo Fabela, R. Luz María (2005), *La responsabilidad profesional del médico en México*. México, Porrúa, p. 16.

to adverso sin realizar una evaluación metódica y cuidadosa, que tome en cuenta los conocimientos que debió aplicar en la intervención que hizo sin que tuviera el resultado deseado para el paciente. Un profesional que no lo sea en enfermería, o una enfermera no capacitada en peritaje, no tendría las bases suficientes para dictaminar que otra actuó con impericia.

La competencia clínica se adquiere con el paso del tiempo hasta que la enfermera se hace experta y es capaz de percibir la situación como un todo, utilizando como modelo situaciones concretas vividas anteriormente; estas conducen a encontrar el justo medio de la comprensión y la solución del problema. De esta manera, explica Patricia Benner, se valora la importancia de saber dar su tiempo a los hechos para tener práctica mediante la repetición de acciones.

> "Las facultades de fina sintonía con el estado de salud del enfermo son fruto de muchas horas de observación directa y cuidado personal de los pacientes.[38]
>
> La pericia se desarrolla cuando el clínico verifica y decanta proposiciones, hipótesis y expectativas basadas en postulados teóricos en un contexto de situaciones reales acaecidas en el ámbito profesional. La experiencia, tal como se entiende aquí, se adquiere cuando las ideas preconcebidas y las expectativas son contradichas, matizadas o desmentidas por una contingencia real. Por lo tanto, la experiencia es un requisito previo de la pericia o cualificación profesional".

En esta frase hay exhortaciones a la prudencia y la paciencia para esperar las oportunidades de aprendizaje, que se han de dar, y tratar de afrontarlas correctamente desde la primera vez. Para la misma autora, la condición de competente es la que se logra adquirir después de dos a tres años desempeñando una labor en las mismas o análogas circunstancias, lo que permite conocer y asumir lo que se ha de hacer, con buenos resultados.

Podrían plantearse dudas en cuanto a las acciones que condujeron a este hecho que perjudicó al paciente: ¿es posible dictaminar en ciertas circunstancias que se cometió un acto profesional con impericia? ¿Es posible aprender todo lo que una enfermera o cualquier profesional de la salud debiera saber al atender a cualquier tipo de paciente en sus años escolares?

En el Marco Teórico para la Clasificación Internacional por la Seguridad del Paciente (CISP) no se menciona el concepto de *impericia*, que

---

[38] Benner, Patricia (1987), *Práctica progresiva en enfermería. Manual de comportamiento profesional.* Barcelona, Grijalbo, pp. 31-32.

sería la ausencia de pericia en la acción. El concepto más relacionado con el conocimiento que se lee en dicho documento es el de *reconocimiento de calificaciones profesionales*. Este se define como:

> El proceso de obtención, verificación y evaluación de las calificaciones de un profesional sanitario para prestar servicios de atención al paciente, en un organismo de atención sanitaria. [...] Las calificaciones y el desempeño se examinan periódicamente, y definen también la pertenencia al personal médico y/o los privilegios que comporta en la institución.[39]

Dictaminar que un médico o enfermera cometió impericia requeriría evaluar los conocimientos que tenía en el momento en que ejecutó el procedimiento que lesionó al paciente, según el estado de desarrollo de la ciencia que debe saber en su tiempo. También se puede apreciar impericia de una enfermera observándola en los precisos instantes de realizar la técnica, que es el momento en que debe aplicar sus conocimientos. Sin embargo, los procesos mentales momentáneos pueden desviar la atención y favorecer actos inconscientes que yerran de los pasos correctos. Quizá por ello el concepto de impericia no aparece en la CISP. Por lo tanto, las evidencias clínicas, resultado de una evaluación científica minuciosa de los actos, serían las pruebas más tomadas en cuenta para calificar que un profesional actuó o no con impericia.

En la actualidad el conocimiento se ha hecho más detallado, minucioso y delimitado en su ámbito de estudio y realización, constituyendo así las áreas de especialización. El posgrado no significa, sin embargo, centrar el saber en aspectos tan específicos y detallados que se pierdan el contexto y las bases filosóficas. La complejidad y contextualización jamás se deben someter a criterios y actitudes reduccionistas. El saber especializado se convierte en un elemento de dominio de conocimiento y habilidades más directo y completo, en cualquier ciencia y profesión. Académicamente, requiere toda una organización pedagógica e institucional que permita la adquisición de conocimientos profundos en campos determinados del conocimiento, y en su aplicación en áreas y casos concretos.[40]

---

[39] OMS (2009), *Marco Conceptual para la Clasificación Internacional para la Seguridad del Paciente*, p. 148.

[40] IPN (2004), *Un nuevo modelo educativo para el IPN. Materiales para la reforma*. México, IPN. Núm. 1, p. 128.

Capítulo VII

Aprendiendo en cuerpos sanos, enfermos o muertos

La prudencia es sabiduría acerca de las cosas humanas
[...] versa sobre su bien porque le atañe la aplicación
de la recta razón a las cosas. La prudencia necesita la
precaución para aceptar el bien y evitar el mal.

Aristóteles

En la primera mitad del siglo xx se adoptó el modelo de aprendizaje del cuidado enfermero entre los mismos estudiantes como primeros pacientes. Nos inyectábamos, hacíamos el tendido de cama con paciente y nos divertimos cuando amortajábamos unas compañeras a otras, para practicar lo que las profesoras nos habían explicado cuidadosamente en clase. Una de las estudiantes aceptaba que la profesora la inyectara en el músculo glúteo mientras nos explicaba, aunque antes nos había dado apuntes y habíamos leído el libro de texto traducido al español de alguna autora extranjera –no abundaban los libros escritos por enfermeras mexicanas o latinas–. Habiendo estudiado el conocimiento teórico, pasábamos a la práctica primero entre los mismos estudiantes, quienes teníamos que soportar que otra compañera inexperta y muy nerviosa nos inyectara, y nosotros a ella también. Años después, cuando yo tenía que enseñar a inyectar, trabajando como profesora de enfermería viví otro incidente de seguridad al paciente, que fue en una estudiante en la que otra iba a aprender. A la alumna a la que le tocaba inyectar a su compañera le temblaba muy notoriamente la mano, y yo, temiendo que lesionara a su compañera que hacía el papel de paciente, se la sostuve para que introdujera la aguja con movimientos firmes. Salimos airosas de esa hazaña.

En el tiempo que inicié el trabajo en la escuela de enfermería como profesora de primer año, viví un incidente que hasta ahora no me explico con total certeza. Me ha llevado a pensar que no debe existir una sola enfermera en el mundo que durante sus estudios o trabajo nunca haya cometido o visto un error técnico o un evento adverso, por leve que sea. Durante la práctica en el laboratorio de enfermería, que consistía en enseñar la instalación de la solución endovenosa, una de las alumnas, al ponerle el pequeño catéter en la vena del brazo a su compañera, provocó que perdiera la sensibilidad en una zona alrededor de donde la estudiante perforó la piel e hizo entrar el catéter dentro de la vena correctamente. Es probable que haya ocurrido un incidente semejante al que yo había hecho a doña Susy. Probablemente la estudiante lesionada tenía ramificaciones en el brazo muy superficiales, ya que la venoclisis periférica —paso de una solución proveniente del exterior a la luz de una vena del antebrazo, brazo, generalmente, o de la mano— funcionó fluidamente durante unos minutos hasta que su misma compañera se la retiró. Sin embargo, al día siguiente, la alumna a quien le habíamos aplicado la venoclisis explicó que no tenía sensibilidad en la zona alrededor de donde se había instalado. Afortunadamente, al revisarla los médicos del hospital concluyeron que su lesión era muy leve, desaparecería, y ella recuperó su sensibilidad como antes de aquella venopunción estudiantil. Esas técnicas didácticas practicadas en el tranquilo y pequeño laboratorio de enfermería de la escuela eran divertidas, y se hacían en maniquíes. Después se inventaron modelos anatómicos de material plástico con apenas algunos tubos y orificios simulados para no perforarlos realmente, que cada vez son más acondicionados tecnológicamente para imitar lo más fielmente posible el cuerpo humano.

Cada vez más se tiende a cambiar el método de aprendizaje y práctica en los cuerpos vivos por el modelo de aprendizaje por simulación, con mecanismos electrónicos y materiales más resistentes a la manipulación procedimental didáctica. Los maniquíes tamaño bebé o adulto servían para practicar, y algunas técnicas se aprendían en brazos de plástico con tubos que semejaban las venas para la punción. En muchas escuelas todavía se utilizan, pero el avance tecnológico ha permitido diseñar simuladores electrónicos complejos y versátiles.[41]

[41] En la escuela de enfermería del IPN donde doy clases desde 1990, se adquirió hace pocos años un maniquí con forma de mujer embarazada en trabajo de parto, con su hijo, ambos de tamaño natural. Con una aplicación instalada en una tableta se programan las características fisiológicas del nacimiento, el cual sucede en esos mismos maniquíes ahora denominados simuladores.

54

Hoy en día ya se inventaron pantallas inteligentes que muestran las estructuras anatómicas con tal fidelidad que ya no es necesario el estudio en tejidos muertos, como hacen los estudiantes de medicina, y hace varias décadas también las estudiantes de enfermería. Actualmente se han diseñado simuladores que debido a su alto costo las escuelas adquieren en la medida de sus posibilidades; sin embargo, no ha desaparecido completamente la enseñanza y aprendizaje en los cuerpos mismos de los estudiantes. Esto debe analizarse a profundidad desde la perspectiva de los derechos de seguridad de los estudiantes, y las necesidades docentes de contar con instrumentos aptos para el aprendizaje realista y práctico.

La práctica en personas reales cuando se acude a los hospitales aporta enseñanzas diversas que dependerán mucho de las características que los pacientes presenten, los diagnósticos médicos que tengan, sus necesidades terapéuticas o los recursos que ofrezca el hospital. Esto es lo que genera que no siempre se den las mismas oportunidades de experiencias para todos los alumnos. Varios procedimientos se conocerán cuando ya se esté ejerciendo como profesional, y se deben entender y aplicar a partir de principios fundamentales aprendidos en la escuela, pero cuyas formas van evolucionando conforme son resultado de descubrimientos e invenciones científicas y tecnológicas. La enseñanza y evaluación por casos está tratando de abarcar la amplia gama de circunstancias asistenciales en las que el estudiante de enfermería, y futuro profesional, puede verse inmerso.

Es por ello que el estudio y la responsabilidad de actualización habrán de convertirse en una actividad permanente. Las destrezas manuales sustentadas en el conocimiento científico y la actitud ética también se seguirán ejecutando y dominando con el paso del tiempo, dependiendo del ámbito donde cada médico o enfermera labore. Así se va desarrollando la experiencia y se van dejando de aplicar otros conocimientos e intervenciones aprendidas, por lo que es fundamental favorecer la práctica de los mismos procedimientos atendiendo a pacientes con los mismos tratamientos. *Experiencia*, explica el diccionario de la RAE, es una palabra derivada del latín *experientia*, y en el contexto de este escrito significa práctica prolongada que proporciona conocimiento o habilidad para hacer algo.

La primera vez que una enfermera(o) ejecuta una técnica o procedimiento en el cuerpo del paciente, es fundamental, además del conocimiento, habilidad y supervisión, actuar con prudencia. No obstante, en un país tan grande como México, con tanta población que requiere tratamientos y tecnología médica, no es suficiente la cantidad de enfermeras que terminan de las escuelas. Incluso a los recién egresados tanto de licenciatura como de carreras técnicas se les está permitiendo realizar tratamientos que no se han visto en las aulas, y que se observan por primera vez en el hospital. Hay experiencias que sólo se aprenden en cursos o diplomados específicos, especializados; de ahí la amplia difusión que están teniendo técnicas como la reanimación cardiopulmonar, que se ha extendido incluso al ámbito paramédico y a toda la sociedad.

Cuando era pasante aprendí a hemodializar enfermos con insuficiencia renal, a quienes les unen una vena con una arteria en el brazo formando una fístula con técnicas quirúrgicas, para que ahí se les hagan las múltiples punciones que necesitarán por tiempo prolongado. Al hacer esta unión artificial, que se denomina fístula, se forma una zona vascular que adquiere un grosor con un flujo sanguíneo más abundante que el que se extrae con las agujas hipodérmicas comunes. En el exterior se ve un abultamiento que hacen la vena y arteria suturadas quirúrgicamente, y las enfermeras tenemos que puncionar esa fístula para extraer la sangre que pasará por el filtro hemodializador que reducirá los niveles de compuestos de desechos en el organismo del paciente. Como pasante tuve que puncionar por primera vez a un paciente que tenía una poderosa fístula, era el joven Enrique. Recuerdo muy bien, por su alegre carácter, que él sabía que yo nunca había hecho ese procedimiento, pero tendió con optimismo su brazo, quizá confiando en que no le haría algún daño. Se podrían hacer desgarres o favorecer hemorragias, pero en esas ocasiones que tuve que puncionar las abultadas fístulas nunca generé daños; después aprendí que en algunas de estas fístulas internas se forman aneurismas, y quizá por este y otros riesgos es que están dejando de utilizarse. Fueron pocos meses que estuve realizando esa actividad, menos de un año, por lo que no logré el estatus de experta, como proponen las analistas en enfermería.

Las técnicas tradicionales que se aprenden en la escuela deben hacer razonar en torno a la diversidad corporal de los pacientes, empezando por su edad, pero sobre todo en la actitud de estar alerta ante variaciones inesperadas que pueden cambiar el resultado deseado de la intervención, si no se hacen los ajustes prácticos necesarios. Recuerdo que cuando estudiaba el tercer año de la carrera, en una ocasión que me supervisaba la profesora mientras yo tomaba un electrocardiograma, ella me interrogaba sobre la aplicación de los electrodos en brazos y piernas.

De pronto me preguntó: ¿qué harías si tu paciente tuviera las extremidades amputadas? Es muy importante desarrollar la capacidad de valorar las variaciones anatómicas y tecnológicas disponibles, considerando que no hay patrones normales y únicos. No tener la habilidad para hacer las adaptaciones necesarias puede conducir a un evento adverso derivado de una actuación con impericia. Máximo González y Pilar Fernández han escrito acerca de la importancia de continuar, durante toda la vida profesional de una enfermera(o) seguirse actualizando, ya que cada vez la ciencia y tecnología avanzan con mayor rapidez.[42]

En este punto es conveniente hacer una reflexión, porque los riesgos de formar una fístula arteriovenosa en los vasos sanguíneos del paciente con la posibilidad de que desarrolle aneurisma o tenga hemorragias, si no se hace una buena hemostasia después de la hemodiálisis, son un ejemplo de lo que puede denominarse con seguridad una iatrogenia, un cambio corporal hecho por el médico para obtener un resultado benéfico previsto, pero que tiene implícitos riesgos casi inevitables. Un ejemplo de ello es el caso de un paciente al que, después de habérsele hecho una hemodiálisis en su recién estrenada fístula arteriovenosa, en la que se le estuvieron aplicando altas dosis de anticoagulante, al irse a su casa en transporte público y tener que asirse con fuerza del tubo para no caer, por el brazo donde tenía la fístula empezó a sangrar el orificio donde lo habían puncionado, con tal intensidad que regresó a la unidad de hemodiálisis donde lo trasladaron al hospital para su mejor atención.[43]

La presencia de una fístula hecha en el quirófano en el brazo del paciente, mediante la cual se forma una fuente de sangre con mayor volumen y fuerza, es un claro ejemplo de una iatrogenia, una modificación a la anatomía y fisiología natural del cuerpo del paciente, que correctamente tratada es una estructura útil para la hemodiálisis; el aneurisma que podría formarse y las alteraciones en la coagulación que favorecen hemorragias son un ejemplo de iatropatogenia. Pero un sangrado agudo por falta de cuidado, durante o después de la hemodiálisis, es un

---

[42] González-Jurado, Máximo A. y Fernández-Fernández, Pilar (1997), "La ética de la competencia profesional y la educación continuada" en *Manual de Ética y Legislación en Enfermería. Bioética de Enfermería*. España, Mosby, pp. 177-180.

[43] En el seminario de titulación de la escuela de enfermería del Politécnico en Bioética y Seguridad del paciente que coordiné durante siete años, estudiamos más de cien casos de eventos adversos, uno de ellos es el de esta nota.

evento adverso que puede evitarse actuando con la responsabilidad que exige dejar ir del hospital a un paciente a quien le han aplicado tratamientos tan delicados, por las modificaciones en estructura y fisiología que provocan al paciente. Evidentemente, todo ello se lleva a cabo por el principio terapéutico, el que guía siempre la búsqueda de alivio a los trastornos o sustitución de funciones perdidas en el paciente.

Llegar a un servicio en el que no se ha trabajado es realmente desconcertante, en especial para mí que acostumbraba a permanecer en mi piso durante toda la jornada. No saber en dónde se guardan los medicamentos, las rutinas del personal, los procesos de atención afecta la labor eficiente y la hace más lenta y riesgosa para el paciente. Por otro lado, haber trabajado sin pasar a otra área durante el año de servicio social me permitió aprender las peculiaridades del cuidado del enfermo renal crónico o en fase de diagnóstico; y pude apreciar la atención durante las biopsias renales que magistralmente hacía el nefrólogo jefe del servicio, mientras sus residentes observaban el procedimiento médico. Cuando ellos hacían penetrar una larga aguja hasta el riñón del paciente, colocado en decúbito supino (boca abajo), posteriormente los dejaban en manos de nosotras las enfermeras, que les brindábamos los cuidados requeridos. Estos incluían, recuerdo, presionar con intensidad y tiempo suficiente la zona puncionada por la espalda, para evitar salida de sangre del riñón y que se formara un hematoma o sucediera un sangrado. En los pacientes que ese año se atendieron en nefrología no vi ningún hematoma o hemorragia a causa de una punción para biopsia o para instalación de catéter para diálisis.

Aprendí también a cuidar a pacientes y donadores antes y después de su trasplante renal, lo que incluía la realización de minuciosas técnicas de asepsia que incluían el uso de rayos ultravioleta y líquidos descontaminantes del ambiente y los objetos. Dentro del cuarto individual del paciente, en el piso, se colocaba un tapete impregnado de solución descontaminante de glutaraldehído, con el que nos limpiábamos las suelas de los zapatos blancos. Posteriormente, ya secas, las cubríamos con botas desechables o de tela lavable, y nos cambiábamos el uniforme clínico por el quirúrgico para ponernos bata, guantes, cubreboca y gorro. Antes de dar los alimentos al paciente, los colocábamos en su limpia charola bajo la lámpara de rayos ultravioleta, con lo que se pretendía destruir a las bacterias y partículas patógenas que pudieran estar en la sopa y guisado que le daríamos al paciente. Por supuesto que ha avanzado el conocimiento, de manera que no es posible eliminar el contacto del paciente recién trasplantado con las bacterias ambientales, y se le expone a los objetos cotidianos y alimentos sin haberlos tratado de esterilizar; pero, eso sí, muy limpios y descontaminados, o sanitizados como se dice en la actualidad.

El cuidado de enfermería requería la valoración de la función del riñón injertado al paciente, que se hacía al medirle y observarle la orina que producía después de la operación; era una tarea que necesitaba atención, pero sobre todo requería hacerse con esmero. Atender un paciente posoperado al que se le ha colocado un riñón proveniente de otra persona, sana o en fase terminal de vida –como muchas otras circunstancias del trabajo de enfermería–, requiere ejecutar la valoración constantemente, conforme a una de las etapas que hoy en día se han sistematizado en un método enfermero. La medición frecuente de los signos vitales, la observación del paciente para afirmar que su organismo se está adaptando a ese nuevo riñón o empieza a rechazarlo, así como su bienestar en general, son aspectos de un cuidado de enfermería con conocimientos firmes y aplicados en situación real. El trasplante de órganos y la reducción de los mecanismos inmunológicos que se le hacen al paciente desde horas antes de la operación para evitar el rechazo, se basan en el principio de no maleficencia, que pretende evitar daños con las intervenciones clínicas que se hacen al donador y al receptor. Era tal el cuidado y afecto que varias enfermeras sentíamos por los pacientes con nefropatías, que no temíamos atenderlos a pesar de que algunos de ellos ya habían padecido enfermedades que se transmitían por medio de la sangre, como la hepatitis B, antes de que se diseñara la vacuna que ahora se aplica masivamente. Eran los tiempos antes del sida y no temíamos enfermarnos si a causa de nuestro trabajo teníamos contacto con la sangre de los pacientes, algunos ya habían tenido hepatitis B, y cualquier otra enfermedad se consideraba poco probable de adquirir por la manipulación de la sangre en el trabajo. Las enfermeras aprendimos las precauciones que entonces se denominaban especiales; ahora se practican las precauciones universales ante la distribución de los virus transmisibles por sangre y líquidos corporales en todo el mundo.

Es necesaria la reflexión sobre los aparatos y compuestos químicos que utilizamos las enfermeras, para que los resultados de su aplicación al cuerpo del paciente sean los deseados. Las personas que utilizan las técnicas son agentes intencionales; es decir, sus actos siempre tienen una intención, un objetivo terapéutico con el que emprenden la utilización de los instrumentos en el cuerpo del paciente. Con ello se conforma un sistema técnico en el que se involucra conocimiento científico que es necesario adquirir mediante el estudio, y que es la base del cuidado enfermero eficaz y benéfico. El principio terapéutico afirma que es lícito intervenir sobre el cuerpo de una persona, si hay una justificación que beneficie al todo que lo integra.[44] Ante los avances científicos y tecnológicos tan amplios o complejos, hoy en día son un reto a la toma de decisiones racionales, a la objetividad y al uso correcto que se le dé a objetos y acciones prácticas satisfactorias. Los avances se dan en diferentes ámbitos, y es frecuente que su difusión no llegue a las aulas y libros de texto antes de que ya estén siendo aplicados a pacientes reales, debido a su industrialización y comercialización.

El manejo práctico y afrontamiento moral de los hechos entre las personas involucradas y la ética son conocimientos que preparan al futuro profesional a usar para el bien lo nuevo que conozca: los utensilios, sustancias y procedimientos que vaya encontrando a lo largo de su ejercicio profesional.[45]

[44] Tarasco Michel, Martha (2015), "Diversas posturas que influyen en el razonamiento bioético" en *Introducción a la Bioética*, p. 41.

[45] Arellano González, Martha (2005), *op. cit.*, p. 11.

Capítulo VIII
De la ética a la bioética

Todas las ciencias son interesantes. Pero cada sabio sólo encuentra una cuyo cultivo le divierte. Descubrirla para consagrarse a ella es propiamente lo que se llama vocación.

March Bloch

El proceso mediante el cual una nueva técnica o dispositivo se aprende a usar en clínica es largo y sinuoso debido a aspectos administrativos y docentes, que no se pueden cubrir con la rapidez ideal. La transmisión directa de experiencias y su procesamiento para que sirvan como factores de aprendizaje puede ser crucial para que otras personas no incurran en los mismos errores. En mis años de enfermera trabajando a la cabecera del paciente hospitalizado por padecer enfermedad renal, tuve la oportunidad de realizar procedimientos por primera vez y que me provocaron temor de no hacerlo acertadamente. La ocasión que me impuso el mayor reto fue cuando tuve que hemodializar a un paciente durante una cirugía a corazón abierto, mientras se utilizaba la máquina de perfusión cardiaca. Esta consistía en instrumentos que impulsan la circulación sanguínea en lugar del corazón desviando la sangre para que este pudiera ser abierto y operado, sin que este latiera ni estuviera saturado del líquido rojo. Las enfermeras que operaban esta máquina habían sido capacitadas en Estados Unidos, se les conoce como perfusionistas, y en México todavía tardarían años en iniciarse los cursos de especialización.

Cuando terminé el servicio social en el mismo servicio de nefrología en el turno matutino, la jefa de enfermeras me exhortó a cambiarme al nocturno, debido a que nadie en ese turno sabía hemodializar y yo había sido capacitada en la mañana. Aunque no me agradaba mucho la propuesta, la acepté y así pude tener dos trabajos durante el único año que ejercí la profesión en dos hospitales. En una de esas guardias nocturnas yo estaba en mi servicio de nefrología, donde por cierto no se hemodializaba en la noche porque los pacientes estaban organizados para ser atendidos durante el día. Aún no existía la excesiva demanda de diálisis y hemodiálisis en México, como sucede en la actualidad, que también se llevan a cabo en la noche.

En esa ocasión tuve que hacer un procedimiento de enfermería de alta tecnología, que no olvido por la gran tensión que me causó. El resultado fue satisfactorio, en primer lugar para el paciente, a quien le proporcionó el beneficio deseado, el efecto terapéutico que se proponía el uso de dos aparatos conectados uno con el otro. Para el personal, enfermeras y médicos que llevábamos a cabo la intervención clínica al paciente también fue un acto exitoso, pero no hubiera logrado ese resultado sin la guía y acompañamiento de las enfermeras ya profesionales, que tenían años trabajando en la unidad de quirúrgica. Esa noche tuvo que hacerse una cirugía de urgencia a corazón abierto en el quinto piso, y el paciente presentó una peligrosa elevación del potasio en la sangre que podría alterar la función cardiaca, y la hemodiálisis ayudaría a extraerlo. Las enfermeras circulantes llamaron al servicio de nefrología para que el residente fuera a revisar al paciente, y este dedujo que podría llevarse el aparato hemodializador ya preparado al quirófano y utilizarlo para purificar de tanto potasio al paciente. El médico me aseguró que yo podía hacer ese procedimiento, aunque nunca lo había hecho en esa circunstancia. Había visto la bomba de perfusión durante las prácticas en el quirófano del Instituto, pero por ningún motivo la había tocado; en ese tiempo sólo había dos enfermeras capacitadas en esas técnicas altamente complejas en el hospital. Ellas me indicaron en dónde debía conectar el lado arterial y en dónde el venoso, así empezó la hemodiálisis durante la cirugía. Apliqué los mismos principios científicos de vigilar que no se coagulara la sangre dentro de los tubos del aparato,[46] como se hacía en las hemodiálisis en circunstancias normales. Todas las enfermeras estuvimos pendientes de los signos vitales y de la oxigenación del paciente, y el potasio empezó a bajar un poco después. Cuando se

---

[46] La coagulación, como todos sabemos por la experiencia de habernos lesionado, es el mecanismo con que cuenta el cuerpo humano para detener el sangrado fuera del cuerpo, mediante la formación de un coágulo. Es un proceso natural que el hombre ha aprendido a modificar mediante compuestos farmacológicos anticuagulantes que deben utilizarse con conocimiento y cuidado, para no provocar hemorragias, como ha sucedido en eventos adversos reportados.

alcanzaron niveles fuera de peligro terminé la técnica y retiré el aparato sin que hubieran ocurrido incidentes.

Ahora han pasado mas de 30 años, y considero que ese fue el procedimiento más riesgoso que le hice a un paciente, pero al mismo tiempo el más simple de entender y realizar gracias a la sofisticación de los aparatos; contribuyó mucho el trabajo en equipo y la buena comunicación entre los participantes, de manera que se logró el resultado terapéutico para el paciente y fue satisfactorio para médicos y enfermeras. Se basó en el principio de beneficencia, ya que con la aplicación de tan compleja tecnología y compuestos químicos clínicos se le proporcionó un bienestar que le salvó la vida.

La persona que fue operada y que tuvo la elevación de potasio en la sangre (*hiperkalemia*) –a quien se le tuvo que hacer la hemodiálisis transoperatoria–, no se dio cuenta en esos momentos de la combinación de procedimientos que se le realizó, pero percibió los resultados benéficos. Desconozco la información que los médicos y enfermeras de cirugía hayan reportado en sus informes y le hayan dado personalmente al paciente, pero no eran malas noticias y tal vez nunca supo ese hecho. El trabajo médico también está bioéticamente salvaguardado por el principio de privilegio terapéutico, que es el que reconoce el conocimiento y destrezas para resolver problemas sin tener que publicitarlos difusamente. Sin embargo, implica el deber de aplicarlo con prudencia y sabiduría.

Ese es el desenlace de muchos incidentes, unos benéficos y otros perjudiciales, que ocurren en el quirófano y de los que los pacientes no son informados, independientemente de los resultados inmediatos. Frecuentemente, proporcionar la información al paciente acerca de los incidentes y acciones clínicas que se realizan en su organismo debe ser un dilema, y que no se presenten los resultados esperados. El paciente no siempre comprenderá que el médico o enfermera cometieron un error en su cuerpo, y menos aun lo asumirá con serenidad.

Lifshitz denomina *Ética de la yatrogénesis*[47] a la conciencia de que la asistencia clínica al enfermo es capaz de generar cambios que no son los que se quieren producir, cambios que hay que reconocer para no cau-

---

[47] Lifshitz, Alberto (1997), *La práctica de la medicina clínica en la era tecnológica*. México, UNAM/IMSS, p. 89. El autor escribe el concepto *yatrogenia* y sus derivados con "Y", lo que he respetado al citarlo.

sarlos cuando constituyen un verdadero peligro. La forma de ejercer la profesión, afirma Lifshitz, "es algo muy personal, por lo que la verdadera solución es que cada médico y enfermera evitara, con toda su voluntad, cometer errores y negligencias capaces de dañar a los pacientes".[48] Es indispensable que enfermeras y médicos trabajen de manera colaborativa y tengan una correcta, completa y detallada comunicación profesional directa, así como escribir sus registros clínicos en el expediente del paciente.

En el cuidado que proporciona la enfermería se utilizan instrumentos y sustancias necesarias. El propósito del cuidado enfermero es el alivio de los malestares por enfermedad, así como también el de prevenir que esta aparezca, o que si ya está en evolución y no se va a curar, se controlen el dolor e incomodidades. Si el enfermo tiene incapacidad para atenderse, para ser autosuficiente en su persona y sus necesidades, las enfermeras aprendimos a suplir esas limitaciones. Entre enfermeras y pacientes se establece una relación de ayuda profesional, porque está sustentada en conocimientos científicos y humanísticos para promover el bienestar.

La aplicación de tecnología a órganos y tejidos y la utilización de fármacos están avanzando con rapidez en todos los campos de la ciencia y la praxis, y en ello se incluyen los procedimientos para el cuidado. Las técnicas se definen como sistemas de conocimientos, habilidades y reglas que sirven para resolver problemas. Las técnicas se inventan, se comunican, se aprenden y se aplican. El término *técnica* es toda actividad humana de transformación de la naturaleza, y la cirugía es también una técnica.[49] La mayoría de los filósofos de la ciencia se muestran reflexivos en torno a los nuevos descubrimientos e inventos tecnológicos, que están transformando a gran velocidad la comunicación humana. Este último factor ha incidido de manera importante en el nacimiento de una disciplina muy reciente en la historia, que es la bioética, ocurrido en Estados Unidos en los años setenta. La utilización de aparatos, sustancias e instrumentos médicos implica riesgos que exigen prevención y cuidados, para evitar que se conviertan en causa de daño. Si se actúa con falta de previsión y hasta con temeridad, con descuido, se agregan peligros a las intervenciones, que bien realizadas tienen riesgos conocidos, previsibles y evitables.

[48] *Ibid.,* p. 96.
[49] Linares, Jorge E. (2008), *Ética y mundo tecnológico*, p, 20.

64

La bioética se ocupa, entre otros objetivos, de plantear y argumentar los dilemas morales que genera la aplicación de los descubrimientos técnicos y científicos a los seres vivos, ya que los resultados pueden ser adversos. Para este análisis la bioética integra a la filosofía, una de cuyas áreas, la ética, aporta la actitud de preguntarse si lo que se hace o se pretende hacer es correcto y está bien hecho o será bueno, para qué y para quiénes. Los actos de cuidado del enfermo involucran posibles daños, como lo sustenta el principio del doble efecto; sin embargo, los profesionales con ética y conciencia bioética siempre realizarán hechos clínicos en los que buscan el efecto benéfico, y se prevé que sea el que predomine ante los riesgos inherentes. En esta realidad hay un área innovadora de análisis desde la perspectiva bioética, que se agrega a la histórica ética médica, que se ha referido durante siglos al buen ejercicio de esa profesión. La ciencia puede así dejar de ser un ámbito distante del ser humano al que se dirige, al incorporar estrechamente valores y principios éticos a los actos de cuidado.

La bioética integra también las leyes como factor de vinculación entre las personas uniendo su moral, institucionalizando su ética, aunque haya pluralidad de creencias y estilos de vida, o quizá antagonismo entre ellas. La ley es el punto de referencia para permitir la convivencia respetuosa de los ciudadanos, a pesar de sus diferencias. Así, por el derecho sabremos cuáles son las formas legales de cuidados, y cuáles las formas acordadas de sancionar cuando se falta a sus normas y lineamientos correctos. Son varias las instituciones que legitiman el conocimiento y el compromiso del cuidado para guiarlo en un servicio positivo, como es el caso de las escuelas y los hospitales, pero también de los hogares. En todos esos lugares rigen las leyes, no solamente presentes cuando se infringen para sancionar, sino para señalar procedimientos autorizados.

Pero el cuidado es, antes de todo lo anterior, una tarea humana directa de una persona hacia otra, que se expresa en una amplia gama de posibilidades. Como acto y conducta, no es perfecta. Un filósofo español escribió que "el ser humano no es nunca de un modo definitivo. Los hombres y las mujeres no disponemos de ninguna situación dada que pueda ser considerada nuestra situación perfecta. […] El ser humano es un incesante aprendiz, es decir, un ser en constante proceso de formación, de transformación y de deformación".[50] En esta manera de ser puede equivocarse, olvidar, dejar de hacer o hacer más de lo que se

---

[50] Mélich, Joan-Charles (2002), *Op. cit.*, pp.14-15.

requiere. Al cuidar a otra persona y sin que sea la intención, incluso tratando de hacer lo que se cree que es lo mejor y bien hecho, lo no deseado puede suceder como error del que se derive o no, un daño. A su vez, este resultado puede ser desde el más leve hasta la pérdida de partes corporales, de funciones, o de la vida misma.

Se plantean entonces dilemas que van más allá de las preguntas morales frecuentes porque se rompe lo usual, lo establecido y lo que se considera bueno. Hay un quebrantamiento o enfrentamiento de valores éticos aparentemente en consenso o de principios que se creían inalterables, que inducen inquietudes que no se pueden resolver con facilidad. En estas circunstancias, el cuidado, en vez de aliviar, daña, trastorna, duele, aunque no se acepte que así suceda y no se haya pretendido que fuera así. ¿De qué manera se puede afectar al ejecutar actos de cuidado? ¿Solamente quien cuida puede equivocarse sin que participe el que recibe los cuidados? ¿Cuál es la actitud y reacción correctas cuando alguien que tiene la responsabilidad de cuidar yerra, y en lugar de beneficiar, perjudica? Si se lesiona al ejecutar cuidados ¿existe posibilidad de restituir el daño causado al cuidar al enfermo, no solamente en lo material sino también en lo moral?

Uno mismo al sentirse enfermo decide acudir o no a consulta médica, al hospital, y una vez ahí también puede elegir aceptar o no el tratamiento propuesto, tal como se prescribió o hacerle modificaciones. Con decisiones y acciones personales podemos ser agentes de nuestro mismo trastorno, sin habérnoslo propuesto.[51] Asimismo, cuando nos comprometemos a cuidar a alguien, a atenderlo en su enfermedad, a darle sus tratamientos para que se recupere, nos estamos sujetando a una moral y a una serie de responsabilidades. Es necesario hacerlo correctamente, apegándonos a los pasos que dicta la ciencia y que exigen las técnicas, para tener mejores expectativas de buenos resultados. A su vez, quien es sujeto de cuidados deposita su confianza en quien lo cuida, y todo ello forma parte del análisis de la relación de cuidado, desde la perspectiva bioética.

---

[51] Evidentemente hay quienes sí quieren afectarse a sí mismos, como las personas que intentan suicidarse en el hospital, pacientes o personal, pero ese problema que es también muy importante exige otra metodología de abordaje que no es la que se utiliza en este texto.

66

Capítulo IX
Eventos adversos graves

*La realidad es siempre suficiente. No hay por qué desvirtuarla
ni modificarla. Siempre nos rebasa, siempre nos retrata.
Sobre todo cuando se habla de dolor.*

Arnoldo Kraus

Iatrogenia es una palabra griega que significa *generado por el médico,* pero no alude a que por su intervención se haya causado un daño al paciente. Paulatinamente el lenguaje médico se ha ido especificando en vocablos estructurados, de manera que hoy en día a esos hechos en los que en lugar de beneficiar al paciente se le perjudica se les denomina *eventos adversos*, y si son graves, son eventos adversos que también se clasifican como *eventos centinelas*. No solamente se adquieren infecciones en el hospital; padecimientos como insuficiencia cardiaca congestiva, insuficiencia renal, fracturas, tromboembolia pulmonar, son otras posibles complicaciones que ocurren cotidianamente y que, en número significativo, serían prevenidas si los presupuestos fueran suficientes.[52]

Un aspecto que no debe dejar de tratarse al impartir clases a futuras enfermeras, es que algunos eventos adversos pueden ser sorprendentemente dramáticos y letales. Un caso que presencié, el más grave que recuerdo, fue impactante porque el paciente falleció, y su cuerpo estaba deformado por el efecto del aparato médico que se le aplicó. Vi el cadáver de un hombre adulto que había sufrido un severo *barotrauma* (lesión por presión física excesiva) en los pulmones, y al observarlo tenía prácticamente inflado el tronco por el aire contenido, que le abultaba moderadamente hasta el abdomen.

El evento adverso se le había ocasionado por el uso del ventilador mecánico, un aparato que impulsa aire a presión al sistema respiratorio del paciente, y este debe salir a los pocos segundos una vez efectuado el intercambio de gases en las pequeñas bolsitas o alveolos, que están en lo

[52] Ponce de León Rosales, Samuel, *op.cit.*

más profundo de los pulmones. En este caso el aire no estaba expulsándose como debiera ser en la espiración y se empezó a acumular. La presión venció la resistencia normal y el exceso hizo estallar a los alveolos, como globos, dispersándose el aire de manera patológica hacia el tórax y abdomen del paciente. Debido al mecanismo anormal con el que se utilizó el aparato en vez de proporcionarle oxigenación corporal se dispersó el aire total hacia los tejidos circundantes; es decir, se le generó un daño y no un beneficio. Las enfermeras que lo asistían trataban de extraer el aire contenido bajo el tejido subcutáneo, picándole con agujas hipodérmicas por cuyo orificio salía el aire, y emitía un sonido, apenas audible de desinflado. Este barotrauma me produjo un gran temor por el uso del ventilador mecánico y asombro por el deterioro que mostraba el cadáver; me impresionó el grado de daño que es posible ocasionar aplicando mal una técnica que debiera ser muy benéfica.

Este ha sido el evento adverso más impresionante que observé personalmente en un servicio del hospital donde trabajaba como enfermera general. Estos eventos que son graves se denominan también *eventos centinelas* debido a que se trata de un "hecho inesperado que involucra la muerte o daño físico o psicológico grave y que no está relacionado con la historia natural de la enfermedad".[53] Afectan funciones vitales o condujeron a la muerte del paciente. En esa ocasión las compañeras que iban a entregar el cuerpo a los familiares trataban de hacer notar menos la alterada apariencia que este presentaba, a causa del aire que tenía dispersado. Sin embargo, sus intentos casi no tenían éxito, ya que era mucha la cantidad que se había pasado anormalmente de los alveolos hacia fuera de la pleura y el diafragma. El barotrauma era muy evidente y no supe cuál fue la reacción de los familiares al recibir el cadáver visiblemente inflado.

Por fortuna, este tipo de eventos adversos ha disminuido en frecuencia debido a que los ventiladores ya no funcionan exclusivamente a base de presión sino también de volumen. Los controles computarizados permiten regular con mayor exactitud los parámetros con que se programan actualmente por enfermería, a pacientes *entubados* (que tienen una sonda insertada en la tráquea, para tener abierto el paso de aire hacia las vías respiratorias). El ventilador es un aparato cada vez más conocido en la

---

[53] Secretaría de Salud (2015), *Glosario de términos aplicados a seguridad del paciente*. México, p. 7.

sociedad actual, la cual parece que está urgida de una enorme cantidad de científicos y tecnólogos, quienes deben estar conscientes de la responsabilidad de su trabajo, y del efecto cultural de sus productos.[54]

La ventilación asistida es un tratamiento de gran utilidad. No sólo proporciona efectos a nivel pulmonar, sino que contribuye a la sensación de bienestar y la recuperación generalizada del paciente al promover toda la oxigenación corporal. En casos en que la respiración está muy afectada el ventilador asegura la llegada de aire a los pulmones, y de esta manera proporciona un soporte vital.

En 2011 la CONAMED publicó que como parte de las complicaciones que sufrió una paciente a quien le habían puesto un antibiótico que no había sido prescrito, y al que presentó reacción alérgica severa, al instalarle el ventilador y utilizarlo "con presiones pico de hasta 80, lo que ocasionó barotrauma con enfisema subcutáneo rápidamente progresivo que afectó cara, cuello, tórax, hombros y brazos.[55]

Sin embargo, su utilización también ha sido cuestionada desde la perspectiva bioética acerca de aplicarlo al paciente adecuado, que en medicina se considera el que tiene probabilidades de recuperación. El ventilador es un aparato muy utilizado para forzar la respiración a pacientes que ya no tienen un funcionamiento normal, y al tener graves daños en otros órganos vitales están en riesgo de morir. El aparato funciona entonces para alargar artificial e invasivamente una vida vegetativa. Si el ventilador se desajusta o alguien no lo maneja bien puede convertirse en un peligro y, finalmente, funcionar como el estímulo mortal para el paciente, como sucedió en este caso. De alguna forma pudo haber sido un error al programar el aparato, o por descompostura de este, que no fue evidenciada tampoco por alarmas u otros mecanismos, hasta que se ocasionó la muerte.

Recientemente he investigado que existe un concepto médico para explicar el trastorno que en este evento se le generó al paciente: *enfisema subcutáneo* o de partes blandas. Esa acumulación de aire que se palpaba al tocar el cadáver del paciente recibe ese nombre, cuando el aire penetra dentro de los tejidos bajo la piel. Las localizaciones más frecuentes son la pared torácica, el retroperitoneo y el mediastino. Es una situación

---

[54] Olivé, León (2007), *La ciencia y la tecnología en la sociedad del conocimiento. Ética, política y epistemología.* México, Fondo de Cultura Económica, p. 36.

[55] Landa Reyes, Ricardo; Valdez Cerón, Yaret y Flores López, Felipe de Jesús (2011), en el suplemento de enfermería de la *Revista CONAMED*, p. 43.

siempre patológica que refleja la salida de gas de algún órgano o víscera hueca; o bien, la producción de gas por gérmenes productores de gas.[56] Cabe señalar que en la terapia respiratoria que se aplica a los pacientes participan varios integrantes del equipo de salud calificados en la realización de estos procedimientos, que abarcan una amplia gama de técnicas y aparatos. Médicos generales y especialistas, enfermeras también generales o especializadas en terapia intensiva, son el personal de los hospitales que tiene la formación que se requiere para aplicar el apoyo ventilatorio al enfermo.[57] No en todos los casos se logra definir la causalidad del barotrauma, ya que algunos pacientes logran sobrevivir, quizá porque son pocos los alveolos que estallan al ser más elásticos o al no ser tan intensa la presión con la que se utiliza el aparato.[58]

Para Lifshitz la adversidad a los pacientes por la actuación clínica es un hecho real e incómodo, por lo que frecuentemente es negada en la práctica habitual. "Detectarla en todo su alcance es imposible porque dada su naturaleza ligada al error humano perceptible o imperceptible, abrupto y multifactorial, tiende a ser ocultada".[59] Es necesario tener profunda conciencia de que el primer afectado por los eventos adversos es el paciente, pero también tienen consecuencias en el personal que los lleva a cabo. Los actos ya pasados en los que cada quien haya sido protagonista o testigo están guardados en la memoria de quienes participaron, pero su evocación para el análisis desapasionado, no punitivo, puede ser muy didáctico.

---

[56] http://www.cun.es/diccionario-medico, Clínica Universidad de Navarra.

[57] En México existe la carrera de Profesional Técnico-Bachiller en Terapia Respiratoria para calificar a personas en el manejo de este y otros aparatos, y en la aplicación de métodos que beneficien al enfermo de vías respiratorias.

[58] "El enfisema más frecuente es el de pared torácica, pero puede también formarse en abdomen y dentro del tórax. El enfisema subcutáneo puede verse a menudo como una protuberancia lisa en la piel, que al palpar la piel del paciente se percibe una sensación inusual de crepitación a medida que el gas es empujado a través del tejido. […] entre las posibles causas de la ruptura del bronquio durante ciertos procedimientos médicos en los cuales se introduce una sonda dentro del cuerpo". https://www.nlm.nih.gov/medlineplus/spanish/ MedlinePlus. Biblioteca Nacional de Medicina de los Estados Unidos, NIH, para consulta en línea de temas de salud.

[59] Lifshitz, Alberto (1997), *La práctica de la medicina clínica en la era tecnológica*. México: UNAM/IMSS, p. 89.

Capítulo X
Error médico

El médico debe conocer su arte, pero debe poseer
también elevados principios morales.
El buen médico no debe tratar de curar una
enfermedad, sino a la persona.

Maimónides, médico judío de Córdoba, España.

Se define como *error* al hecho de que acciones planeadas no logren su objetivo, debido al desvío en un proceso de atención sanitaria que puede o no causar daño a los pacientes. Para que un desvío de los procedimientos normalizados de trabajo o de las directrices de práctica se considere error, debe ser siempre involuntario. Un *error activo* es el que se produce en el nivel del operador de primera línea y cuyos efectos se perciben casi inmediatamente, por su mecanismo adverso y dañino. En el caso de los *errores médicos y enfermeros* es frecuente la posibilidad de daño directo y rápidamente advertido. Existen varios tipos de errores que se desglosan en la Clasificación Internacional de la Seguridad del Paciente (CISP), cuya base fundamental es el desvío de las acciones conforme al conocimiento y técnica debidos, correctos, en al menos un paso o en parte del acto clínico como un todo.

En el ámbito de la seguridad del paciente se han definido errores en intervenciones específicas, como el *error de medicación*, uno de los más frecuentemente mencionados en investigaciones y publicaciones. Se le define como "todo evento prevenible que pueda causar o dar lugar a un uso incorrecto de la medicación o a daño al paciente mientras la medicación está bajo el control del profesional sanitario, el paciente o el consumidor".[60] Aunque el error de medicación puede cometerse desde

---

[60] OMS (2009), *CISP*, p. 122.

la dispensación o abastecimiento del fármaco, incluso desde su investigación y diseño, según investigadores rigurosos, el que concierne prevenir fundamentalmente al médico y enfermera es en su prescripción y suministración directa al paciente.[61] La palabra *médico* deriva del latín *medicus,* que es el nombre con que a partir de la difusión de esa lengua en Occidente comenzó a designar a quien ejerce la medicina. A consecuencia de las transformaciones lingüísticas y culturales, la raíz *iatros* se ha dejado de utilizar.[62]

Hay errores de medicación que devienen en eventos adversos o daños evidentes al paciente, pero otros no dan este resultado, sea de manera explicable o incomprensible según la ciencia vigente, avanzada. Cuando se deriva un daño que se atribuye al error cometido, o cuando se advierte un daño generado en el proceso de atención, aunque en primera instancia no se conoce el mecanismo exacto pero la relación causa efecto es indudable, se ha causado un evento adverso.

Error, palabra muy frecuentemente mencionada en todos los ámbitos humanos con la que se nombra el hecho de haber llegado a un resultado indeseable derivado de un acto o de una serie de acciones, se utiliza también para construir el concepto de *error médico*, que se define como la conducta clínica equivocada en la práctica médica o por cualquier profesional de la salud como consecuencia de la decisión de aplicar un criterio incorrecto.[63] Con este concepto solamente se debe hacer referencia a acciones o indicaciones médicas; es decir, cuando suceden casos como en los que no se elige el medicamento más apropiado, no se prescribe correctamente la dosis, o no se solicita el estudio que aporte la mejor información del padecimiento, entre otros ejemplos. A consecuencia del mismo, puede o no desencadenarse un evento adverso al paciente del tipo de las que entran en la clasificación de error médico. Estos son los que se originan a partir de competencias únicamente del campo de la medicina, como es la cirugía o anestesia, entre los más frecuentemente practicados. Cada profesional está en situación de originar un riesgo de acuerdo con las

---

[61] *Ibid.*, p. 123.

[62] Feito-Grande, Lidia (2000), *Ética profesional de la enfermería. Filosofía de la enfermería como ética del cuidado.* Madrid, p. 37.

[63] Secretaría de Salud (s.f.), *Glosario de términos aplicados a Seguridad del Paciente* (formato PDF). México, p. 6.

acciones específicas que le corresponda efectuar al paciente. Al agregar que el error médico se trata de una "decisión diagnóstica o terapéutica o procedimiento que, dado el momento y las circunstancias de la ocurrencia puede ser considerado erróneo por pares calificados y con experiencia",[64] la definición parece más completa. Esta definición excluye las consecuencias y el curso natural de la enfermedad, y excluye también decisiones hechas bajo circunstancias extremas como puede ser una atención de urgencia con gran presión clínica, en las que los tratamientos son más inciertos.

Por ejemplo, un tipo de error médico que se ha presentado con cierta frecuencia es la intervención quirúrgica en la zona u órgano del cuerpo que no era el afectado: pierna derecha en lugar de la izquierda, etc. Estos son definidos como *errores de lateralidad*, que es la posibilidad de errar en el sitio seleccionado a actuar ante la misma anatomía humana, al estar el cuerpo virtualmente dividido en lado derecho y lado izquierdo por una línea media, con algunos órganos iguales de cada lado. El *error de lateralidad* significa equivocarse en el lado o parte del cuerpo a intervenir, habitualmente en el ámbito invasivo, principalmente en el área quirúrgica. Su incidencia no está muy bien valorada, pero en algunos reportes representa 10% de todos los errores médicos. Dentro de las cirugías más frecuentemente afectadas por este tipo de error se encuentran estudios por artroscopia de rodilla, en cirugía vascular y en urología. Se trata de especialidades en las que se tratan órganos que existen en pares en el cuerpo humano.

Entre los motivos que llevaron a error de lateralidad se describen la falta de registro o verificación de partes en paciente ya anestesiado. También el hecho de no efectuarse confirmación segura del lado a operar por parte del médico. Es también factor determinante que, a pesar de haberse usado algún método de localización anatómica por el médico tratante que solicita la intervención, puede ser erróneamente interpretado por el cirujano o alguien más del equipo quirúrgico. Se utiliza marcar el lado a operar, pero esta marca al hacerse con tinta se puede copiar en otra parte del cuerpo, si no se ha secado, por los movimientos del paciente. Así pasó en un caso en que al paciente se le dibujó una señal

---

[64] Murphy, J.G.; Steel, A.; Mc'evoy, M.T.; Oshiro, J. (2007), "The wisdom of Solomon. The bravery of Achules and the foolishness" en *Journal Reporting of Medical Errors*. Pain Chest, núm. 131, pp. 890-896.

de un lado y cruzó las piernas antes de que se secara la tinta, con lo que quedó marcado incorrectamente el sitio contralateral.[65] Esta condición podría generar confusiones del lado a operar, independientemente de que el médico sepa efectuar muy bien la cirugía, especialmente si los trastornos no son visibles desde el exterior.[66] Este tipo de errores son prevenibles si las acciones quirúrgicas se efectúan con todo cuidado y atención, distinguiendo que la parte a abordar sea la correcta. Otro tipo de errores médicos pueden suceder si no se sigue el proceso diagnóstico por el mejor camino posible; es decir, de lo menos agresivo a lo invasivo, ya que a esto último sólo debe recurrirse por razones claramente justificadas.

De acuerdo con los criterios más recientes en torno al tema, la categoría de error médico debe considerarse cuidadosamente cuando se analizan los eventos adversos provocados por actos médicos, para que esta categoría sólo se aplique a los casos que verdaderamente les corresponden. Ejemplo de ello es el dato que aporta Donald Berwick, informando que, en un estudio en Estados Unidos:

> De 12 000 niños con otitis, 30% recibieron antibióticos innecesarios, riesgosos y caros (*por prescripción médica*) [...] Sólo uno de cada cinco sobrevivientes de un infarto de miocardio recibe el tratamiento adecuado para evitar la recurrencia. Se identificaron 800 histerectomías (*extirpación del útero*), y también 500 000 cesáreas innecesarias".[67]

Estos datos se refieren a errores médicos, por criterios diagnósticos o terapéuticos incorrectos; sin embargo, todos estos datos también deben analizarse con detalle y más información por expertos médicos.

[65] Campaña, Gonzalo V. (2006), *Revista Chilena de Cirugía*. Año 6, núm. 58, pp. 479-480. Disponible en las bases de documentos científicos www.imbiomed. com.mx y Scielo.

[66] Vilarasau, Jordi (2006), "Aprender de los errores médicos. Hospitales y ambulatorios de Cataluña deberán notificar a la Generalitat todas las incidencias que afecten a los pacientes" en *El País,* 21 de marzo de 2006, p. 35.

[67] Ruelas-Barajas, Enrique (2005), "La seguridad de los pacientes" en *Memoria del X Simposio* CONAMED. *Revista* CONAMED. Vol. 11, núm. 4, octubre-diciembre, p. 29. En el cuadro en que reporta los datos menciona a D. Berwick, quien publicó los datos en la revista JAMA en 2003.

La Comisión Nacional de Arbitraje Médico publicó una revisión de las inconformidades que ha recibido por la atención médica pediátrica, en la que los errores médicos ocupan el primer lugar como motivo de haber originado la queja: las causas específicas de inconformidad más frecuentes fueron diagnóstico erróneo (50.9% de los casos), tratamiento o diagnóstico insatisfactorio (15.2%) y diagnóstico inoportuno (10.7%). Se identificó mala práctica en 42.6% de los casos analizados, y 29.5% de los expedientes estuvieron incompletos y no fue posible profundizar sobre la calidad de la atención otorgada.[68]

Antes de que se produzca un error perceptible para las personas, generalmente se dan condiciones que propician que este llegue a hacerse evidente. Por esta razón se distingue entre el error latente, cuando no se ha hecho objetivo, y error activo al que ya se manifestaron consecuencias perjudiciales de una manera perceptible. Los conceptos que han resultado apropiados para establecer estas diferencias son los de Reason, quien define el *error activo* como aquel que ocurre generalmente en el punto de interfase humana, dadas las complejidades del sistema en que están inmersos. Sus efectos son sentidos casi inmediatamente a los hechos sucedidos antes de hacerse evidente. Ejemplo de ello son los trastornos que afectan al paciente debido a habérsele aplicado un medicamento de uso delicado, sobre todo si se hace directamente al sistema circulatorio.

El *error latente* es el que representa las fallas en el diseño, organización, entrenamiento o mantenimiento de los sistemas, que lleva a mal funcionamiento operativo y cuyos efectos pueden tardar tiempo en hacerse evidentes, debido a que sus mecanismos inadecuados pueden mantenerse inactivos en el sistema por periodos prolongados.[69]

En México hay una amplia vocación médica, un ansia de curar al enfermo, de operar y eliminar la enfermedad, sólo así se explica que cada año se presenten miles de aspirantes que solicitan ser admitidos en las universidades. El testimonio de un joven con pocos años de haberse titulado en una de las escuelas politécnicas de medicina lo confirma:

[68] *Revista* CONAMED (2006), "Recomendaciones específicas para mejorar la práctica médica en urgencias pediátricas" en vol. 11., Núm. 5, enero-marzo, p. 5.

[69] Reason, James (1990), *Human Error*. Cambridge, Massachusetts, Cambridge University Press.

"parte de esta decisión la sustentó el hecho de querer calmar el dolor a un ser querido [...] mi conocimiento será para aliviar el dolor; físico, emocional o iatrogénico" (Dr. D. Álvarez Fuentes).

Capítulo XI
Muertes evitables

*Hoy, mis queridos colegas, quiero, si ustedes lo aceptan, proponerles
[...] que por este solo día dejemos a un lado los triunfos y que cada
uno de nosotros pase al foro a relatar cuál ha sido el mayor fracaso o
error en los veinte años que llevamos ejerciendo la medicina.*

Rafael Olivera Figueroa

Los eventos centinelas son incidentes que deben alertar a enfermeras(os)
y médicos a llevar a cabo sus actos clínicos con la mayor exactitud,
debido a que un error podría tener consecuencias desastrosas: perder
partes corporales, afectar funciones, alterar la apariencia, discapacidad y una amplia gama de consecuencias indeseables. Hay quienes
han fallecido por eventos centinelas, de ahí que la verificación de los
estudios en que las decisiones terapéuticas se fundamentan debe ser
tanto más cuidadosa y detallada cuanto más radical sea el procedimiento que va a efectuarse. Un ejemplo es el oblito, evento adverso
grave que sucede a pacientes sometidos a eventos quirúrgicos. El *oblito* es la presencia inadvertida de objetos de uso quirúrgico en la parte
del cuerpo del paciente, dejados por el personal que participó durante
la cirugía. Una vez terminada una operación no es raro que algún instrumento metálico o materiales de textiles utilizados (gasas, esponjas
quirúrgicas, etc.) no hayan sido retirados de la zona intervenida.

Oblito es el término en lengua española que proviene del latín *obli-
tum*, que significa, "olvidado", y es la palabra que se ha establecido para
referirse en medicina al Cuerpo Extraño Olvidado en el interior de un
paciente durante una intervención quirúrgica.[70] Los cuerpos extraños retenidos (CER) son un problema real cuya verdadera incidencia después

---

[70] Diccionario de la Real Academia Española.

de las operaciones abdominales es desconocida en Estados Unidos. Las estimaciones van desde 1 cada 1000 a 1500 operaciones abdominales, hasta 1 cada 8000 a 18000 operaciones en pacientes internados.[71]

Reporta un grupo de cirujanos que:

> En el 80% de los casos en los que se presentan oblitos tiene como antecedente una operación ginecológica, y que en este tipo de intervenciones se observan dificultades provenientes de diversas circunstancias (profundidad de la zona, invasión del campo operatorio por vísceras, etc.) que pueden producir desconcentración en dicho profesional, obligan a prevenir de manera tal que el médico principal debe adoptar medidas previas e intraoperatorias que mejor permitan sortear circunstancias, incluso las que parecen inevitables o accidentales.[72]

En México se han realizado estudios como el que reporta que a nivel internacional se ha estimado una frecuencia de olvido de gasas en 1 de cada 1000 a 1500 cirugías. Aquí, como en todo el mundo, se desconoce la incidencia real de este evento, pues es un incidente poco reportado, probablemente por razones médico legales, ya que implica responsabilidad objetiva de los profesionales quirúrgicos implicados. Hay casos reportados de CER descubiertos años o décadas después de la operación. Estos CER fueron detectados en pacientes tratados por síntomas crónicos relacionados con la presencia del CER o incidentalmente. La falta de sistemas confiables responsables de los instrumentos quirúrgicos, agujas y gasas al momento de la operación. En innumerables ocasiones estos errores se ocultan por el equipo médico, argumentando otras causas a las complicaciones, por lo cual los pacientes o sus familias no hacen demandas penales.

Entre las causas principales del olvido de compresas en la cavidad abdominal se mencionan:

[71] Cima, R.R.; Kollengode, A.; Garnatz, J.; Storsveen, A.; Weisbrod, C.; Deschamps (2008), "Objetos extraños retenidos en pacientes quirúrgicos. Confiar en el recuento como el mecanismo primario para evitar los cuerpos extraños retenidos no es fiable"en *Journal of American College Surgeons,* pp. 80-87.

[72] Lupi, José L.; Divito, José L. y Poggi, Carlos Fernando (2003), "Oblitos quirúrgicos. Aspectos legales y éticos. Reseña Jurisprudencial" en *Cuadernos de Medicina Forense*. Año 2, núm. 1, Argentina, mayo, pp. 43-58.

El cambio en la exposición del campo quirúrgico, que facilita el ocultamiento de cuerpos extraños; los cambios del personal de enfermería durante el acto quirúrgico, lo que interfiere con el conteo de gasas y compresas; influye también el que se practique una cirugía de urgencia; que la cirugía se practique en la noche o la madrugada; que la cirugía sea prolongada; que la cirugía curse con una gran hemorragia; que el paciente esté muy grave y que la técnica empleada por el cirujano sea más complicada.[73]

Estos hechos no son una situación rara. Una encuesta anónima a 93 cirujanos dio como resultado que 32% reconoció haber dejado una compresa en cavidad abdominal durante alguna de sus cirugías, 80% afirmó haber manejado alguna vez un textiloma –que probablemente había sido dejado accidentalmente en una cirugía anterior–, y 94% aceptó conocer algún colega que había incurrido en este error técnico.[74]

Un estudio realizado en los expedientes que llegan a la CONAMED para análisis de las quejas de los pacientes, confirma los hallazgos publicados en otros países en cuanto al tipo de cirugías donde más ocurren los oblitos.

De enero de 2001 a junio de 2007 se presentaron 15 demandas por textiloma en eventos quirúrgicos. La población afectada tuvo un promedio de 36.6 años. El tipo de cirugía donde se presentó el olvido de gasas o apósitos fue predominantemente en cirugía abdominal y ginecológica, que representaron cada una 40% del total de casos analizados. La cirugía oncológica aportó 6.7% y 13.3% de los expedientes no indicaban la cirugía realizada o no especificaban un diagnóstico preoperatorio. [...] Las complicaciones identificadas en los expedientes fueron infecciosas 53.3% y lesión a intestino 26.7%. Hubo otras complicaciones no especificadas que como resultado final pueden llegar a causar la muerte. La incidencia de muerte se ha reportado entre 8 y 40%, por lo cual en los resultados obtenidos en este estudio la letalidad de 13% se inserta dentro de los reportes internacionales.[75]

[73] Campos-Castolo, Mahuina; Hernández-Gamboa, Luis E.; Revuelta-Herrera, Arturo; Ochoa-Victoria, Rebeca y Villa de la Vega, Alejandra (2008), "Morbilidad derivada del olvido de gasas en actos quirúrgicos" en *Revista* CONAMED, p. 6.

[74] Aguirre-Córdova, J.F.; Chávez-Vázquez, G. y Hutrón-Aguilar, G.A. (2004), "Textilomas intrabdominales. Frecuencia y actitudes en el cirujano mexicano" en *Cirujano General*. Núm. 26, pp. 203-207. Referido en el artículo de la Dra. Campos Castolo.

[75] *Ibid.*, pp. 7-9.

Cabe señalar que en los artículos médicos en torno al tema se mencionan otros conceptos; la palabra *oblito* parece ser el concepto mundial que se refiere a cualquier objeto quirúrgico incorrectamente dejado dentro del paciente, y este puede ser de diferente tipo y material. Así, las palabras textiloma o gasoma se refieren al trastorno que causaron los que están hechos de tela, pero también se han dejado en varios casos las pinzas y hasta metales más pequeños como agujas, aunque en todos los casos de manera involuntaria. Es muy importante establecer con certeza la relación de causalidad entre una operación quirúrgica, el daño generado y la solución médica requerida. Ejemplo de ello es el caso en el que se dictaminó que:

> La formación de un bolo calcáreo conteniendo una aguja de uso común en cirugía, alojado en el campo operatorio de aquella intervención. [...] El cirujano que al practicar una intervención quirúrgica para extraer un nódulo de la mama de una paciente, dejó olvidado un trozo de aguja de sutura dentro de la mama operada, debiéndose efectuar posteriormente una nueva operación para su extracción.[76]

No obstante, a pesar de que estos trastornos parecieran solamente atribuibles a las acciones realizadas por las manos del médico, desde el punto de vista ético la responsabilidad por evitarlos compete a todos los miembros del equipo quirúrgico. Muy importante en la prevención de los oblitos son las funciones de enfermería (circulante e instrumentista), quienes se encargan de preparar el instrumental, de darlo al cirujano y de recogerlo y contarlo al terminar la operación.

El acto médico integra todos los elementos técnicos, científicos, éticos, humanísticos y normativos a favor del bienestar y satisfacción del paciente, independientemente del resultado obtenido, pues sabemos que la medicina no es una ciencia exacta y que la respuesta individual de los pacientes es diversa, así como de sus circunstancias. Se hace énfasis en que la práctica médica está inmersa en un paradigma biológico impredecible, adaptativo, reactivo y creativo.[77] A esta realidad se debe

---

[76] Lupi y colaboradores (2003), "Oblitos quirúrgicos. Aspectos legales y éticos. Reseña Jurisprudencial" en *Cuadernos de Medicina Forense,* pp. 43-58.

[77] Massip-Pérez, Coralia; Ortiz Reyes, Rosa María; Llantá Abreu, María del Carmen; Peña Fortes, Madai; Infante Ochoa, Idalmis (2006), "El error médico. Eventos adversos y calidad" en *Cir Ciruj.* Año 6, núm. 74, pp. 495-503.

que entre los derechos del médico se han postulado dos muy importantes, relacionados con la seguridad del paciente y con la justicia hacia el médico: el cuarto de ellos indica "abstenerse de garantizar resultados en la atención médica"; es decir que no está obligado ética y legalmente a asegurar que siempre tendrá éxito en los tratamientos prescritos o aplicados personalmente a sus pacientes, sino a prever la variabilidad; lo que sí es su deber es aplicar todos los medios a su alcance para lograr los resultados esperados y a ejercer su mejor esfuerzo (deber de medios). El noveno derecho del decálogo es "salvaguardar su prestigio profesional", en caso de cometer un error merece la oportunidad de explicarse y defender su honor, ya que los errores son siempre no intencionados, mucho menos un acto perverso. Es necesario, sin embargo, tener conciencia de que "en los sistemas se crean inercias que hacen que lo que no debía tolerarse, se tolere. Luchemos contra las inercias. Todo daño es teóricamente prevenible".[78]

La realidad, sin embargo, no es completamente negativa, ya que el ser humano puede recurrir a su experiencia para tratar de enfrentar sus propias limitaciones y esforzarse por mejorar sus actos. Tomás de Aquino definió a la *experiencia* como:

> El actuar orientándose la razón a través del recuerdo. La prudencia aplica el conocimiento universal a cosas particulares, de las cuales se ocupan los sentidos. Conviene que las cosas pasadas sirvan como conocimiento para hechos futuros. Por eso, la memoria es necesaria para aconsejar bien acerca de lo que se hará, y no sólo evocando conocimiento, sino valores y principios éticos.[79]

Un estudioso de la seguridad del paciente ha afirmado que ya no hay infalibilidades ni absolutas ni relativas, somos seres falibles, pero contamos con estructuras éticas y la voluntad para enfrentar la imperfección.[80] Actuar con descuido, sin escuchar advertencias, con

---

[78] Lifshitz, Alberto (2005), "El error en medicina, sus manifestaciones más frecuentes" en *Revista* CONAMED. Vol. 11, núm. 4, octubre-diciembre, p. 48.

[79] Tomás de Aquino (Italia, 1225-1274), "Tratado de la prudencia" en *Summa de Teología, III parte II-II (a)*, p. 425.

[80] Ruelas-Barajas, Enrique (2005), "La seguridad de los pacientes" en *Memoria del X Simposio CONAMED. Revista CONAMED* Vol. 11, núm. 4, octubre-diciembre, p. 34.

distracciones, morosidad, tal vez apatía y precipitación en los actos clínicos favorece cometer errores.[81]

Como enfermera con formación en salud pública aprendí a buscar el conocimiento de manera autodidacta, para estar actualizada al dar las clases en el Politécnico. Grande fue mi sorpresa cuando descubrí que los médicos, a lo largo de la historia de su profesión, han estado conscientes de que pueden afectar al paciente sin proponérselo, y que han buscado la forma de minimizar los daños. En todos los tiempos han escrito sobre la posibilidad de errar y la importancia de evitarlo. Desde la era precristiana en los textos de Hipócrates se lee que "resulta una gran empresa adquirir el dominio de una ciencia con tal precisión que no puedas equivocarte mínimamente aquí o allá; y yo por mi parte, aplaudiría calurosamente al médico cuyos errores fueran los mínimos. Pero es muy difícil discernir dónde está la certeza absoluta".[82] Desde diversas perspectivas los médicos se expresan, y una de ellas es escribiendo libros directamente relacionados con sus errores. En uno de estos textos –cuya publicación está descontinuada–, leí el caso de una pinza quirúrgica dejada accidentalmente en la cavidad abdominal de una paciente. Era una mujer de 45 años de edad que había sido operada para extirparle el útero (*histerectomía*), porque tenía fibromas o tumores no malignos, sin que durante o después de la cirugía se notara alguna anomalía. Un año después empezó a quejarse de molestias vagas en el abdomen, que ella refería como trastornos digestivos y del colon, para los cuales recibió tratamiento con medicamentos. El médico no palpaba masas y el funcionamiento del sistema gastroenterológico lo consideraba normal, hasta que una placa simple abdominal de rayos X reveló que estaba presente una pinza hemostática en la cavidad. Por esta razón se le hizo una cirugía para retirarle ese cuerpo extraño a su anatomía, el cual estaba "parcialmente rodeado de epiplón", una capa de las que envuelven a los intestinos. La paciente se recuperó y salió del hospital después de cuatro días de internamiento.[83]

---

[81] Moctezuma Varragán, G. *Op. cit.,* p. 127.

[82] García Gual, C. (trad.), *et al.* (2000), *Tratados Hipocráticos*. Madrid, Gredos, pp. 36-37.

[83] Cervantes, Jorge (1991), "Pinza hemostática olvidada dentro del abdomen durante histerectomía" en *Iatrogenia en cirugía*. El doctor Cervantes recopiló en su libro casos, por órgano, de intervenciones quirúrgicas iatrógenas por errores

Otro caso quirúrgico publicado por el cirujano Jorge Cervantes fue el de un paciente de 24 años que llegó al hospital tras haber sufrido severas quemaduras en 40% de la superficie corporal, en un accidente de aviación. Se le colocó una sonda nasogástrica, actividad que suele ser llevada a cabo por una enfermera(o), ya que consiste en introducir un tubo de un material plástico pero flexible y transparente, que se aplica sin punciones ni cortes, desde la boca o la nariz hacia el estómago para lograr determinados efectos terapéuticos. Dos horas después:

> Presentó un pequeño *vómito con material hemático. Una vez instalada la sonda* fue irrigada con solución fisiológica, hasta que se obtuvo retorno claro del líquido introducido. Poco tiempo después el paciente estaba en franca insuficiencia respiratoria. Al revisarlo mediante placa de rayos X se vio el pulmón izquierdo completamente opacificado. Los médicos le hicieron al joven paciente una broncoscopia mediante la cual retiraron abundante líquido y tapones mucosos del árbol bronquial, y se logró la expansión pulmonar normal. El paciente se recuperó satisfactoriamente.[84]

La sonda no se había dirigido al estómago, sino a través de la tráquea, por lo que se vio afectado el pulmón, afortunadamente de manera reversible.

El autor del libro, el doctor Cervantes, explica en el mismo caso que es frecuente que durante la introducción de una sonda nasogástrica esta se dirija inadvertidamente hacia las vías aéreas y no hacia la digestiva, ocasionando un violento reflejo *tusígeno* (tos), que favorece reconocer el trayecto errado, extraer la sonda y corregir la inserción dirigiendo la sonda a través del esófago. Sin embargo, en casos como el de este paciente que estaba muy lesionado por las quemaduras este reflejo está disminuido y no actuó tan abruptamente, lo que permitió que se hiciera la técnica de lavado gástrico, pero no se estaba irrigando el estómago, sino el bronquio izquierdo, conducto por el que sólo debe entrar aire y no agua. Afirma el autor que "la enseñanza aquí es muy clara: maniobras tan sencillas como introducir una sonda nasogástrica pueden ocasionar

---

del cirujano hechas a pacientes, varias de las cuales requirieron reparación por otro médico, p. 163.

[84] *Ibid.*, pp. 215-216.

graves problemas si se hacen sin el debido cuidado, y sin seguir las precauciones habituales".[85]

Ante una realidad tan antigua y conocida ha habido médicos que se han ocupado del tema de los errores médicos en sus libros, como los relatos del Dr. Ruy Pérez Tamayo, eminente investigador mexicano, que publicó que "el examen más simple de la iatrogenia deberá convencernos de que se trata de un asunto bastante complejo".[86] Explica el autor que conoció ese problema desde que era estudiante de medicina, cuando le tocó atender después de la cirugía a tres pacientes: a una, de histerectomía; a la segunda de *colecistectomía* (extirpación de la vesícula biliar y sus conductos); y a la tercera de una reparación del piso pélvico. "Las recuerdo porque las tres pacientes (a las que me tocó atender después de la cirugía), sufrieron mucho más en el posoperatorio que cuando acudieron a la consulta",[87] platicando sus síntomas y solicitando el tratamiento para aliviarlos. Afirma el autor que varios especialistas mencionan potenciales iatrogenias a los pacientes en sus intervenciones, que "aprendí que muchas veces, para alcanzar sus metas terapéuticas, el médico tiene que hacer daño, y que lo hace a conciencia",[88] pero con la intención de que el efecto benéfico sea el que predomine, como salvar la vida aunque se pierda una parte infectada, inerte.

Uno de los libros más interesantes y recientes que trata el tema del error médico fue escrito por el neurocirujano británico Henry Marsh, en el que confiesa que al enterarse de que

> los errores de juicio y la propensión a cometerlos se encuentran, por así decirlo, incorporados al cerebro humano, supuso todo un consuelo para mí al pensar en algunas de las equivocaciones que he cometido en mi carrera. [...] Tuve la sensación de que algunos de los errores en los que había incurrido en el pasado podían perdonarse.[89]

---

[85] *Ibid.*

[86] Pérez Tamayo, Ruy (1994), *Iatrogenia*. México, El Colegio Nacional, p. 7.

[87] *Ibid.*

[88] *Ibid.*

[89] Marsh, Henry (2014), *Ante todo no dañar*. España, Ediciones Salamandra, p. 195.

84

En este capítulo he elegido casos de competencias del trabajo médico, sin embargo, desglosando los casos a partir de datos detallados de hecho, omisiones y quiénes las cometieron, se detectará que de alguna forma el error médico no fue el único participante. Solamente entre pares se comprende y valida la forma como actuó cada profesional. Sin embargo, la seguridad del paciente es un aspecto que debe interesar a enfermeras, médicos, los pacientes y sus familiares. Actualmente, hay textos sobre el tema que ya no se encuentran tan fácilmente en las librerías, a pesar de lo útiles que fueron por el detalle con el que explican casos, pero existe el Internet mediante el cual se puede obtener información fiable por sus fuentes. Los testimonios serios o los casos estudiados son de gran utilidad didáctica para los estudiantes, ya que quien experimentó estar en un equipo laboral que enfrentó un evento adverso ha aprendido los mecanismos nocivos que se desencadenan, las consecuencias posteriores y de ellos deduce la manera de prevenirlos.

Capítulo XII
Riesgos sí existen, peligros agregados no debe haberlos

Todo sistema está perfectamente diseñado para generar lo que produce, incluso si ocurre un error, no fue casualidad: algo no se compró, alguien no se coordinó, alguien no dijo algo, alguien no anotó algo, alguien no supervisó. Todo se va encadenando, todo el sistema está perfectamente diseñado para generar lo que produce.

Dr. Donald Berwick

Los riesgos de los tratamientos médicos y cuidados de enfermería a lo largo de la historia se han conocido, se ha aprendido la manera de controlarlos por las instituciones sanitarias y los gobiernos. Entre mis investigaciones encontré algo que me sorprendió de inmediato, y que me tomó tiempo entender. Fue leer en la Clasificación Internacional de Enfermedades (CIE), que están incluidas alteraciones al organismo generadas por la intervención médica y de enfermería. La Organización Mundial de la Salud (OMS), desde hace más de un siglo, se ha dado a la tarea de dar fe de oficialidad a las listas de enfermedades que afectan al hombre, lista que desde el siglo XVIII empezaron a hacer los científicos.[90] Así fue como nació la clasificación, y en el Cuarto Congreso Estadístico Internacional, celebrado en Londres, en 1860, Florence Nightingale participó.

La taxonomía de enfermedades aplicada en la CIE se sigue utilizando, incluso en la actualidad ha recobrado importancia. La novena revisión se llevó a cabo en 1978 y sus trabajos se prolongaron hasta 1989, cuando se propuso también que la actualización se alargara más de una década. Fue en esa versión cuando hubo presión para aumentar el detalle de los datos clasificados que permitieran un uso más pertinente de la evaluación de

---

[90] *CIE-10* (2003), pp. 144-146.

la atención médica. Se empezaron a clasificar también causas conjuntas de enfermedad; es decir, a reconocer que no es un proceso unicausal, y que deja secuelas y discapacidad. En esos mismos años se "reconoció la creciente necesidad de una lista de enfermedades para satisfacer los requerimientos estadísticos de organizaciones muy diferentes, tales como seguros de salud, hospitales, servicios médico-militares, administraciones sanitarias y entidades similares".[91] Como sistema taxonómico con fines de organización de datos, la clasificación no desarrolla razonamientos éticos o bioéticos. A partir de 2016 se ha iniciado la onceava revisión de la CIE, que aún continúa.

La décima revisión fue publicada en inglés (1992) con el título de *International Statistical Classification of Diseases and Related Health Problems,* 10th Revision, (OMS, Ginebra, Suiza), y 10 años después se tradujo y difundió en español, la cual se refiere simplemente como CIE-10. Esta lista se amplió y diversificó formando más de un subtema en la ya muy extensa lista de males que aquejan a la humanidad. En esta revisión se abrió un capítulo en el que se incluye a los servicios de salud como instancia generadora de trastornos al paciente que acude a ellos.

He revisado varias veces la CIE-10, la cual incluyó las afecciones debidas a causas externas, el proceso mediante el cual la persona experimenta enfermedad proveniente de procesos desde fuera de su organismo. En el capítulo XIX se explica que:

> Contiene categorías para algunas complicaciones relacionadas con los procedimientos quirúrgicos y de otros tipos (T80-T88), por ejemplo, infección de herida quirúrgica, complicaciones mecánicas de dispositivos implantados. [...] La mayoría de los capítulos dedicados a sistemas corporales tienen también categorías que permiten codificar afecciones que ocurren como consecuencia de procedimientos o técnicas específicas, o como resultado de la extirpación de un órgano.[92]

En el capítulo XXI se enlistan afecciones más relacionadas con problemas o circunstancias de la atención que con las enfermedades originarias del paciente, o traumatismos sufridos fuera del ámbito clínico. El título de ese capítulo es "Factores que influyen en el estado de salud y contacto con

---

[91] CIE-*10*, 2003, p.148.
[92] OMS (2003), *Tomo I*, p. 109

los servicios de salud", y la lista de trastornos abarca casi cincuenta páginas, de la 1067 a la 1117. La *CIE-10* tiene la innovación de:

> Categorías para los trastornos que son consecuencia de procedimientos médicos. En éstas se identifican afecciones importantes que constituyen problemas de atención médica por *derecho propio*, por ejemplo, las enfermedades endócrinas y metabólicas que se producen como resultado de la ablación de un órgano, y otros cuadros concretos como el síndrome de vaciamiento gástrico rápido después de la gastrectomía (extirpación del estómago, probablemente por cáncer o por traumatismo).[93]

En la publicación se aclara que las afecciones consecutivas a procedimientos médicos que se clasifican son de todos los aparatos o sistemas en que pueden ocurrir, y que incluyen complicaciones inmediatas a los procedimientos médicos como la embolia gaseosa o el choque posoperatorio.[94]

Ya desde la novena revisión de la CIE se incluyeron, por ejemplo, los rubros: 960, *Envenenamiento por antibióticos, codificado por tipo de antibióticos*, o el número 997.3: *Neumonía asociada a ventilador*. Las categorías 998.2, *Punción o laceración accidental durante un procedimiento*, ejemplo: perforación accidental por catéter u otro instrumento durante un procedimiento sobre: nervio, órgano o vaso sanguíneo, y la categoría 998.4: *Cuerpo extraño dejado accidentalmente durante un procedimiento*.

Un grupo de infecciones ya referido también en la novena revisión de la CIE, que tiene mucha importancia por el trabajo de enfermería que implica el cuidado al paciente, es la "Infección asociada a la vía (*venosa*) central. Infección por: catéter central insertado periféricamente", que es el que se utiliza frecuentemente en urgencias o en obstetricia cuando suceden complicaciones. También se refiere a la infección que puede presentar el paciente que tiene un catéter venoso umbilical, es el que se aplica al recién nacido. Esos y otros catéteres están estériles al instalárselos al paciente; sin embargo, se van colonizando de gérmenes que si se desprenden y se distribuyen en la sangre pueden causar bacteremia, y peor aún, sepsis cuando se complican funciones y órganos vitales a causa de estas infecciones.

<hr>

[93] *Ibid.,* p. 22.
[94] *Ibid.,* p. 23.

En la *CIE-10*, en el capítulo XX se desglosan todos o casi todos los compuestos orgánicos o no orgánicos que se prescriben o aplican al paciente para el tratamiento de sus enfermedades, pero que le generan *reacciones adversas*. Aunque la clasificación no lo aclara, se observa que la palabra *efectos* se utiliza para especificar que se trata de una respuesta del paciente sin que se asocie necesariamente con una utilización errónea del fármaco o sustancia.[95] La lista de fármacos que pueden desatar efectos adversos en quien los consume es muy amplia; abarca también a las drogas psicotrópicas, estimulantes del sistema nervioso central, del autónomo, los que se utilizan en enfermedades de los sistemas cardiovascular, gastrointestinal, respiratorio, agentes tópicos y termina con los efectos adversos de vacunas bacterianas, virales y de otro tipo no especificado.[96] Los trastornos generados en incidentes ocurridos al paciente durante la atención médica y quirúrgica son muy importantes, ya que se refieren a la seguridad con que fue atendido el paciente en los servicios de salud. Son trastornos prevenibles en los que el cuidado de enfermería tiene un importante papel que jugar, de ahí su importancia en la enseñanza y en la calidad de la atención. En la décima revisión de la *CIE* estos mecanismos se presentan más desglosados. Algunos de los más ilustrativos se presentan en el siguiente cuadro:

Cuadro 1. *Incidentes ocurridos al paciente durante la atención médica y quirúrgica*

Código	Incidentes ocurridos al paciente durante la atención médica y quirúrgica
Y60.0	Incidente durante operación quirúrgica
Y60.1	Incidente durante infusión o trasfusión
Y60.2	Incidente durante diálisis renal u otra perfusión
Y60.3	Incidente durante inyección o inmunización
Y60.4	Incidente durante examen endoscópico
Y60.5	Incidente durante cateterización cardiaca

[95] *Ibid.*, p. 958.
[96] *Ibid.*, pp. 1051-1057.

Y60.6	Incidente durante aspiración, punción y otra cateterización
Y60.7	Incidente durante administración de enema
Y60.8	Incidente durante otras atenciones médicas y quirúrgicas
Y60.9	Incidente durante atención médica y quirúrgica no especificada

Fuente: CIE (2003).

En el cuadro anterior se observa que los incidentes están clasificados en un amplio nivel de invasividad al cuerpo del paciente a quien se aplican, ya que abarcan desde un procedimiento en cavidad y por orificio natural como es el *enema* (lavado intestinal), hasta la cateterización cardiaca o intervenciones quirúrgicas que son de alta y extrema invasividad. Asimismo, desde la perspectiva del grado de intervención de los profesionales de la salud en esos procedimientos, tienen diferente participación. La inyección, infusión, trasfusión, diálisis y enema son intervenciones en las que enfermería participa con un alto grado de responsabilidad, mientras que en las intervenciones quirúrgicas, cateterismo y endoscopias, la participación médica es muy amplia.

En el código Y64 se desglosan los trastornos que se provocarían al paciente si se le ministraran medicamentos o sustancias biológicas contaminadas, y en el Y65 otros incidentes durante la atención médica en los que se refiere algún mecanismo realizado con equivocación por el médico o la enfermera. Se desglosan en el siguiente cuadro:

Cuadro 2. *Otros incidentes durante la atención médica y quirúrgica*

Código	**Otros incidentes durante la atención médica y quirúrgica**
Y65.0	Sangre incompatible usada en la trasfusión
Y65.1	Líquido erróneo usado en trasfusión
Y65.2	Falla en la sutura o ligadura durante operación quirúrgica
Y65.3	Tubo endotraqueal colocado erróneamente durante procedimiento anestésico

(Continúa)

(*Continuación*)

Y65.4	Falla en la introducción o remoción de otro tubo o instrumento
Y65.5	Realización de una operación inadecuada
Y65.6	Otros incidentes especificados durante la atención médica y quirúrgica

Fuente: CIE (2003).

La clasificación y codificación podrían desglosarse o especificarse aún más; sin embargo, desde el punto de vista procedimental existen similitudes en los pasos a seguir y en los principios científicos y éticos en que se fundamentan, que de no seguirlos con todo apego pueden ser mecanismos por los que involuntariamente se generan eventos adversos al paciente por traumatismo, enfermedad o trastorno metabólico.

En los códigos Y83 e Y84 se mencionan procedimientos quirúrgicos y otros tratamientos médicos como la causa de reacción anormal del paciente o de complicación posterior, *sin mención de incidente en el momento de efectuar el procedimiento*. Se desglosan en tratamientos quirúrgicos del tipo de *anastomosis* (uniones artificiales entre órganos que tienen forma de tubo), *derivaciones, injertos, estomas* (orificios artificiales hechos en la tráquea, vejiga, estómago o intestino), cirugía reconstructiva, extirpación de órgano y otros no especificados.

Procedimientos que quizá se consideren inocuos por la mayoría de las personas pueden dar origen a trastornos o lesiones, como trasplante de pelo, circuncisión o perforaciones por motivos estéticos, asistencia y ajuste de dispositivos auditivos, anteojos y lentes de contacto, y muchos otros dispositivos médicos que se aplican al cuerpo humano.[97] También hay códigos para clasificar procedimientos en los que podría generarse trastorno al paciente, como los de tipo radiológico para diagnóstico y radioterapia, terapia de choque, aspiración de líquidos, inserción de sonda gástrica o duodenal, cateterización urinaria, muestra de sangre –sin especificar si se limita a la obtención o abarca también el procesamiento en el laboratorio–, y otros no especificados. Finalmente, el código Y95 dice únicamente afección nosocomial, sin

____

[97] *Ibid.*, pp. 1084-1086.

92

ningún otro concepto o palabras que aclaren el tipo de afección que se ocasionaría al paciente en un hospital.[98]

El grupo de enfermedades o padecimientos clasificados entre los códigos Z40 a Z54 incluye a las personas en contacto con los servicios de salud para procedimientos específicos y cuidados de salud, por ejemplo, en cirugía profiláctica, en cuidados posteriores a cirugía plástica y procedimientos para otros propósitos que no sean los de mejorar el estado de salud, rehabilitación o donación de órganos y tejidos, entre otros.[99] En los códigos Z44 se presenta la lista de dispositivos protésicos externos implantados médica y quirúrgicamente, y que alteran la anatomía y fisiología del paciente. Ejemplo de ello son las pruebas y ajuste de ojo, brazo o pierna artificial, o de prótesis mamarias.

Los códigos Z48 y Z49 son muy importantes para enfermería, ya que son dos grupos de cuidados llevados a cabo por este profesional. Se trata de la atención a apósitos, suturas y cuidados posquirúrgicos. También la preparación y ejecución de la diálisis intra y extracorpórea.[100] En este grupo entraría el primer evento adverso en que me vi involucrada, en la hemólisis durante la hemodiálisis o diálisis extracorpórea.

Los códigos Z00 a Z99 se proveen para aquellos casos en que ciertas circunstancias que no son enfermedades, lesiones ni causas externas clasificables en las categorías A00-Y89 se registran como *diagnósticos o problemas*. Esto puede surgir principalmente cuando una persona no enferma se pone en contacto con los servicios de salud, por alguna razón en particular, como donar partes corporales o ser vacunado. Ejemplo de ello es participar como sujeto en una investigación, al padecer una enfermedad transmisible u otros problemas relacionados con el estilo de vida e historia familiar, que constituyen *riesgos potenciales* (adicciones, factor genético). En este grupo se incluyen todo tipo de revisiones a la persona sana, como valoración del crecimiento y desarrollo, y otros exámenes especiales e investigaciones en personas que no se habían quejado, que no tenían un diagnóstico informado de enfermedad activa, como los portadores de gérmenes patógenos sin síntomas.[101]

[98] *Ibid.*, pp. 1062-1066.
[99] *Ibid.*, p. 99.
[100] *Ibid.*, p. 1087.
[101] *Ibid.*, pp. 1067-1077.

En el código Z99 terminan los trastornos o estados patológicos generados en el sistema de salud, con los derivados de dependencia de aparatos como aspirador de líquidos o secreciones corporales, del dializador, de silla de ruedas y otros dispositivos capacitantes.[102]

Cuando las personas se ponen en contacto con los servicios de salud y en ese proceso les ocurre una lesión, disfunción o enfermedad que se relacione con las intervenciones que ahí se les hagan, dichos trastornos podrían clasificarse en alguna de las categorías codificadas en la Clasificación Internacional de Enfermedades, como se ha explicado hasta aquí. Sin embargo, la clasificación no enfatiza en que el padecimiento que se le genera al paciente esté relacionado con las medidas de seguridad y eficiencia con que se le brinda la atención. La importancia que se desprende de conocer que en dos capítulos de la *CIE-10* se codificaron daños a la salud que se originan en los sistemas de atención, en las instituciones y en su mayoría por acciones directas del personal de salud, en este documento están incluidas con propósitos únicamente informativos. Es como si la OMS reconociera que la intervención médica y de enfermería generan modificaciones en el cuerpo del paciente, algunas incluso de tipo patológico como los efectos secundarios de la quimioterapia, y otros inevitables como la pérdida de una extremidad por haberla amputado o extirpar un órgano para donarlo. Se presentan en orden ciertas formas de daño que son necesarias, como la incisión para una laparotomía y no se consideran incidentes. Son cambios inevitables que se hacen en el cuerpo y mente del paciente, que se consideran potencialmente controlables, y sin los cuales no podría accederse al órgano blanco o al sistema corporal que se quiere aliviar, poniéndolo en contacto con sustancias como los fármacos o vacunas con sus efectos adversos potenciales. Sin embargo, es importante mencionar que los conceptos clasificados en la CIE no aluden a que los trastornos son resultado de acto erróneo u omisión, por lo que no es una clasificación que se refiera a la seguridad del paciente. El problema de la generación de eventos adversos, cuando no se realizan las intervenciones clínicas o actos médicos con la suficiente calidad y cuidado, ha sido clasificado hasta años recientes en una taxonomía específica.

[102] *Ibid.*, p. 1115.

Capítulo XIII
NACE LA CLASIFICACIÓN DE EVENTOS RELACIONADOS CON LA ATENCIÓN NO SEGURA

*Es dentro de la ciencia donde entendemos que debe
desarrollarse el corpus de conocimiento enfermero*

Juana María Hernández Conesa
Enfermera española

La información en torno a la seguridad del paciente, especialmente los primeros textos publicados en la década de los noventa, daban a conocer datos enormes que sonaban a tragedias y a concebir a la medicina como una actividad peligrosa. Sin embargo, se trata de una intervención humana que asume riesgos conocidos que se consideran controlables, que deben diferenciarse de riesgos que se agregan si no se tienen las debidas precauciones, si no se trata al paciente con prudencia. Estaban integradas en las estadísticas hechos no deliberados como los descritos hasta estas páginas, que son siempre involuntarios, sin ninguna motivación para dañar al paciente o para obtener alguna ventaja de su situación.

Las conceptualizaciones referidas hasta este punto no dan lugar a una asociación específica y directa del trastorno que el paciente experimenta, por la intervención u acto clínico que se le practicó. Fue en 2002, en la Asamblea número 55 de la Organización Mundial de la Salud (OMS), cuando se dio la primera acción oficial a nivel mundial para la seguridad de paciente. Ya iniciado el siglo XXI, la OMS solicitó a los países integrantes que "presten la mayor atención posible al problema de la seguridad del paciente para que se establezcan y consoliden sistemas de base científica, necesarios para mejorar la seguridad de los pacientes y la calidad de la atención sanitaria".[103] Tardaría siete años más que la

---

[103] OMS (2002).

máxima institución sanitaria en el mundo publicara una clasificación dedicada a los trastornos que se generan al paciente, a consecuencia de la manera como se le atiende en los procedimientos; si se actuó con apego o desapego a las técnicas y pasos correctos que no se llevaran a cabo. En la Clasificación Internacional para la Seguridad del Paciente (CISP) no se especifican los errores que se cometieron o elementos que se omitieron, sólo se mencionan y enlistan, aunque no con la exhaustividad que tiene la CIE, lesiones que se generaron por las acciones en las instituciones y servicios profesionales emprendidos con el propósito de ofrecer un bien al paciente.

En el documento publicado en inglés, traducido a otros idiomas y consultado en español, hay varios conceptos que no se presentan codificados como en la CIE, con letras y números, y que se refieren a los daños que se le generan al paciente por la forma como se llevan a cabo los actos médicos, o por omisiones al no hacer lo debido. Se describen conceptos en una o más versiones.

En la CISP se menciona que la taxonomía de palabras y vocablos relacionados con la seguridad del paciente se puede utilizar para varios fines de estadística, investigación y evaluación principalmente.[104] Se aclara que es importante distinguir entre una clasificación y un sistema de notificación, el cual proporciona una interfaz que permite a los usuarios recolectar, almacenar y recuperar datos de una manera organizada y fiable.[105] Asimismo, en la CISP se explica que:

> Esta clasificación aún no es una clasificación completa, en toda la complejidad como sistema, sino que la misma publicación la titula como un marco conceptual para una clasificación internacional que se propone aportar una comprensión razonable de la seguridad con que se atiende al paciente en los servicios de salud.[106]

Fue elaborada por un grupo de expertos que la redactaron con base en la teoría de la clasificación, la informática sanitaria con una perspectiva de reconocimiento del riesgo que los pacientes corren al ser sujetos de atención sanitaria. En esta medida, la OMS asume la defensa de los pacientes y consumidores de los servicios de salud, por lo que en sus conceptos se conjugan estrechamente fundamentos médicos y legales.

---

[104] OMS (2009), *CISP,* p. 5.
[105] *Ibid.*, p. 5.
[106] *Ibid.*, p. 5.

El concepto de *incidente*, utilizado también desde la CIE, es un tanto neutral, ya que se refiere al hecho de detectar que algo diferente a lo esperado, lo considerado normal en las actividades de atención y cuidado ha sucedido, pero no explica exactamente de qué se trata, sus consecuencias últimas y los responsables implicados directa e indirectamente. Un incidente relacionado con la seguridad del paciente es un evento o circunstancia que ha ocasionado o podría haber ocasionado un daño innecesario a un paciente.[107] Es un hecho que alguien propicia, actúa y descubre en los actos propios o en los de otras personas responsables de la salud del paciente, y pueden dar como resultado daños o no para este último, y no siempre implica hechos erróneos. Sin embargo, en la mayoría de los casos, mediante estudios detallados y minuciosos se descubren pasos en los actos clínicos que no se cumplieron como lo dictan las normas y las técnicas. De ahí el advenimiento de un proceso perjudicial al paciente a partir de acciones científicas legítimas que médicos y enfermeras debieron llevar a cabo de una manera diferente a como ocurrió, aunque no con la intención de que el resultado fuera nocivo o de hacer un mal.

> Un incidente se acompaña siempre de una serie de factores contribuyentes. Aunque un incidente puede ser un factor que contribuya a la aparición o al desarrollo de otro incidente, algunos factores contribuyentes no pueden ser incidentes en sí mismos. Por ello, un incidente puede designarse como un tipo de incidente principal según reglas administrativas específicas del contexto (p. ej., el incidente más próximo al resultado para el paciente identificado), el diseño de un sistema de información o el tipo de análisis de los datos.[108]

El hecho de calificar a un incidente que se ha descubierto en la atención al paciente no indica inmediatamente que del mismo se deriva un daño o trastorno. En los servicios de salud se suscitan innumerables incidentes de los cuales no se puede asegurar qué fue lo que causó la lesión o enfermedad, lo cual no anula la realidad de que el incidente ha ocurrido —la teoría del incidente crítico se ajusta para estudiar estas probabilidades y sus consecuencias, pero no se aborda como tal en este texto—. Esta aseveración se realiza al encontrarse evidencias de un

---

[107] *Ibid.*, p. 22.
[108] *Ibid.*, p. 11.

acto médico o clínico que no se apega a la *lex artis* con sus bases científicas y éticas, después de análisis y estudio detallado de cada caso.

Muchos incidentes, sin embargo, sí son la causa de daños que el paciente no padecía cuando se puso en manos de los profesionales de salud y trabajadores de los servicios institucionalizados, aunque no hubiera sido su intención desencadenar el resultado nocivo para el paciente. De ahí que en la Clasificación Internacional para la Seguridad del Paciente se centra la atención en esta posibilidad de actuar y en el resultado a obtener.

Capítulo XIV
Errar es humano... pero también lo es prevenir

Todos los humanos nos equivocamos, pero ocultar los errores que afectan a otros es injustificable, y no aprender de ellos es imperdonable.

Modificado de la máxima de Liam Donaldson

La seguridad del paciente se define en la *CISP-10* como "la reducción del riesgo de daños innecesarios relacionados con la atención sanitaria hasta un mínimo aceptable, el cual se refiere a las nociones colectivas de los conocimientos del momento, los recursos disponibles y el contexto en el que se prestaba la atención, ponderadas frente al riesgo de no dispensar tratamiento o de dispensar otro".[109] El concepto de *incidente relacionado con la seguridad del paciente* se refiere a un evento o circunstancia que podría haber ocasionado u ocasionó un daño innecesario a un paciente. La OMS aclara que el uso del adjetivo "innecesario" en esta definición es porque se reconoce que en la asistencia sanitaria se producen errores, infracciones –una infracción es un desvío deliberado de las normas, reglas o procedimientos operativos–, que devienen en actos poco seguros. Estos se consideran incidentes, mientras que ciertas formas de daños transitorios, recuperables al menos hasta el punto de ser adaptables para el paciente –como la discapacidad– y potencialmente controlables, pueden ser necesarias para obtener un beneficio mayor. Casos como la amputación para eliminar partes infectadas del organismo, que causan una pérdida corporal definitiva, contribuyen a evitar un peligro para la vida. Otras pérdidas se han estudiado y descubierto los mecanismos de control al paciente

[109] *CISP-10*, pp. 15-16.

a quien se hacen, por ejemplo, extracciones de órganos y tejidos para donación, que en su mayoría no generan trastornos y desencadenan mecanismos compensatorios y adaptativos del cuerpo. Diversos y frecuentes actos clínicos hechos por enfermeros y médicos, como las punciones con instrumentos diseñados y procesados para su uso seguro, o las heridas quirúrgicas que son hechas por el cirujano, para lo cual estudió y se entrenó, no se consideran incidentes.

Los incidentes pueden tener su origen en actos intencionados o involuntarios como en los casos de maltrato al paciente; sin embargo, este tipo de actos o actitudes no corresponden a la temática de la seguridad del paciente y requieren metodología normativa y jurídica. Los actos en que se actúa conscientemente en contra de las normas no se clasifican como errores, sino como infracciones y merecen sanciones en todos los casos. Los incidentes derivados de infracciones implican conductas que sí son manejables por el médico, la enfermera y los trabajadores no profesionales de los servicios de salud cuya labor de alguna manera tiene resultados para el paciente, que se pueden evitar si se actúa con toda la ética de prevenir y actuar con excelencia, con la virtud de que la persona es capaz en su conciencia.

Los errores, por definición, siempre son involuntarios, mientras que las infracciones suelen ser intencionadas, aunque raramente maliciosas, y pueden llegar a hacerse rutinarias y automáticas en algunos contextos. Ejemplo de infracción es introducir objetos personales muy contaminados al quirófano, no etiquetar los recipientes que son rellenados con líquidos, hechos que se hacen para ahorrar esfuerzo. De muchos errores en decisiones tomadas y actos realizados se derivan daños al paciente, que no tenía al ponerse en contacto con los servicios de salud y cuya prevención es responsabilidad de los profesionales. El concepto de evento adverso se refiere siempre a un resultado no deseado del acto clínico al paciente, que se hace patente porque se presentan lesiones o enfermedad. Es siempre una consecuencia negativa, desfavorable y muchas veces sorpresiva, pero que sin gran dificultad sus consecuencias se relacionan directamente con la atención o los servicios prestados al paciente. Este conjunto de factores son los que se definen en la clasificación para la seguridad del paciente, en los cuales están implicados elementos subjetivos, en ocasiones inexplicables pero de los que se pueden asociar causas y resultados atribuibles. El grado de daño puede ser desde el imperceptible, leve, grave, pero también puede asegurarse que fue el mecanismo que precipitó u ocasionó completamente la muerte. Por la importancia ética y científica que tiene evitar este tipo de eventos, se les ha definido como "Incidencia imprevista en la que se produce la muerte o una lesión física o psíquica grave, o el riesgo de que se produzca. Una lesión grave comprende específicamente la pérdida de una extremidad o una función".[110]

Sea cual fuere el conjunto y tipo de factores implicados, el resultado es el que en enfermería interesa porque se opone a los principios del cuidado, desde la perspectiva de la ética y la ciencia, y ambas conjugadas en la bioética. Es por ello que la oms recomienda registrar y estudiar los casos suscitados en los contextos clínicos, y difundirlos para aprender de ellos y evitar que sucedan a todos los pacientes. El registro debe hacerse siempre con espíritu de aprender mecanismos nocivos que se pueden evitar, de enseñar a quienes pudieran cometerlos, y sin afán de castigar a quienes incurrieron en ellos como prioridad. De ahí la importancia de conocer los que se han registrado, estudiado y aprender los mecanismos a veces inverosímiles que pueden estar en su inicio.[111] Este es el ideal que persigue la cultura de seguridad del paciente, que ha orientado eventos académicos e investigaciones para conocer el problema y avanzar en su solución. El conocimiento de los mecanismos erróneos involucrados y las consecuencias derivadas del acto clínico para prevenirlas, son factores fundamentales para la calidad en la atención y la eficiencia de los servicios de salud.

La motivación de exponer el tema de los eventos adversos en este libro es la de contribuir a desmitificarlo y disminuir el temor en la sociedad en general. Aún faltan elementos que tratar antes de dar por terminada, que no agotada, la información. En el siguiente tema se tratará un caso que se publicó en un periódico, con exhaustivos datos, en los que la principal protagonista fue una enfermera.

---

[110] *Ibid.*, pp. 126-129.
[111] *Ibid.*, p. 130.

Capítulo XV
Los eventos adversos suceden en todo el mundo

*Somos un colectivo profesional altamente cualificado y responsable,
a pesar de la dificultad que entraña nuestra labor en cuanto a estrés
o escasez de personal. Pedimos a quien competa que se nos devuelva
públicamente el prestigio que se nos ha quitado.*

Enfermeras en Madrid[112]

Probablemente sea una actitud humana simplificar el lenguaje utilizando palabras a las que le otorgan muchas personas un significado que entienden, aunque no sea exacto. La palabra *negligencia* se encuentra en este caso, según mi experiencia, incluso el concepto de *negligencia médica* es muy mencionado o escrito en la comunicación general, como si en todos los casos se tratara de esa misma situación. Sin embargo, no en todos los casos en que sucede un evento adverso al paciente estuvo precedido de acto o actitud negligente, y, por el contrario, puede suceder que hubo negligencia y no siempre deviene en daño al paciente.

En la CISP se define al *error por negligencia* como: *error por falta de atención o del debido esfuerzo.*[113] Más adelante expongo tres conceptos importantes para entender la responsabilidad que implica la actitud, acto u omisión negligente, que es lo contrario a diligente. *Negligencia* es el hecho de "no proceder con la diligencia con la que lo habría hecho una persona razonablemente prudente y cuidadosa en circunstancias similares".[114]

---

[112] Duva, Jesús (2009), "La enfermera que alimentó a Ryan se ofreció voluntaria" en *El País*, 17 de julio de 2009, frase pronunciada en un acto de protesta por las declaraciones de un directivo del hospital donde ocurrió la muerte del bebé de nombre Ryan.

[113] *Ibid.*, p. 124.

[114] *Ibid.*, p. 141.

No poner la debida atención en el acto que se va a llevar a cabo al intervenir al paciente se considera negligencia. En el siguiente tema se ilustra un caso en el que un descuido fue la causa de trastornos graves, mortales, a un recién nacido.

Sucedió en España, hace casi 10 años, y fue publicado por varios días en un periódico muy serio y formal que tiene una amplia distribución mundial. El 14 de julio de 2009 apareció una noticia con letras grandes: "Una gravísima negligencia mata al bebé de la primera fallecida por gripe A en España", y en otra nota se leía que el gerente del hospital declaró que se había tratado de un "terrorífico error" cometido por una enfermera. Los hechos fueron que una mujer muy joven, embarazada, había sido internada dos semanas antes con síntomas intensos de gripe; al no mejorar se le hizo cesárea, con lo que se salvó la vida de su hija, que tenía escasas 28 semanas de edad gestacional, pero ella finalmente falleció por las complicaciones respiratorias.

En la Unidad de Cuidados Intensivos Neonatales al bebé se le instaló una sonda enteral de la boca hasta el intestino para pasarle alimento, y también le instalaron un catéter intravenoso para soluciones y medicamentos. Una enfermera al poco tiempo de haber terminado de estudiar la profesión y de estar trabajando en el hospital fue asignada al servicio donde el bebé estaba internado. Sucedió que ella debía aplicarle el alimento por la sonda enteral, pero el error consistió en que lo hizo por el catéter endovenoso; la consistencia del alimento aunque sea líquido es incompatible con la sangre, y esta se embolizó; es decir, se aglutinó en grumos, con lo que se afectó la circulación y la oxigenación que distribuye por todo el cuerpo. El error fue no haberse cerciorado de que el tubo por el que hizo pasar el alimento era el que llegaba al intestino, para diferenciarlo del otro que llegaba a la sangre. No se saben los datos exactos, pero la parte del acto de cuidado que fue negligencia consistió en no haber revisado el origen y destino del tubo por el que la enfermera hizo pasar el alimento a la sangre y no al intestino.

El 13 de julio de 2009 a las 22:15, en el Hospital Gregorio Marañón, en Madrid, la enfermera del turno de noche de la Unidad de Cuidados Intensivos Neonatales, ante "el aviso acústico de la bomba de perfusión" de que ya había pasado la dosis de Ryan, acudió y observó que se le había introducido alimentación enteral por vía venosa periférica. De inmediato, avisó al médico de guardia. A partir de este momento, se iniciaron las "maniobras y procedimientos" para intentar conseguir estabilizar al pequeño, que presentaba "un incremento del deterioro de su estado de salud". Se le realizaron "pruebas exploratorias y complementarias, administración de fármacos, oxígeno, derivados sanguíneos, etcétera" e, incluso, a las ocho de la mañana del 13 de julio, se programó "realizar una exanguinotransfusión" (sacarle toda su sangre propia y cambiarla por otra diferente pero compatible), que no fue posible practicar "debido al deterioro progresivo del niño", que finalmente falleció a las 11:30 horas.

Reportero: Jesús Duva, *El País*, 17 de julio de 2009.

Todo ese mes de julio, hace una década, el periódico español estuvo publicando notas que permitieron conocer el caso con detalles que abarcaron todos los aspectos como el político y administrativo, además del clínico. Así se difundió que la enfermera no era especialista, y que se le había dado un entrenamiento de pocas semanas en el mismo hospital. La noticia armó un alboroto en España también por sus implicaciones políticas, ya que los padres del bebé eran inmigrantes marroquíes, eran muy jóvenes integrantes de familia musulmana, con gran arraigo familiar y veneración por la maternidad. Fue también una conmoción porque la mamá fue la primera víctima en España de la epidemia que en 2009 se inició en el mundo, la de Influenza por el virus AH1N1, que no sobrevivió a la nueva enfermedad. Probablemente debido al impacto social y la propia experiencia personal de la joven enfermera, de poco más de 20 años de edad, sufrió alteraciones emocionales intensas que requirieron atención psiquiátrica.

La familia del bebé que murió por el error demandó a la enfermera, quien fue la única imputada y el proceso penal duró más de un año. También se investigó si en la muerte de la mamá hubo errores clínicos, pero eso se descartó. Se publicaron datos importantes para comprender la responsabilidad de la institución y no sólo de la enfermera que incurrió individualmente en el error, como los siguientes:

La enfermera, graduada en 2007, trabajó más de un año en el 12 de octubre, en reanimación y cuidados intensivos. Entró en urgencias de la maternidad del Marañón en diciembre pasado. Llevaba un mes en hospitalización hasta que, anteayer, la destinaron a neonatología para suplir a otra enfermera. No tenía pacientes asignados, asegura Sanidad, pero cuando una urgencia requirió la atención del resto de personal, ella le puso la alimentación al bebé. Y se equivocó.[115]

El caso del error en sus aspectos técnicos se resume en la siguiente parte:

En el año 2012, dos años y medio después de los hechos, tras el juicio celebrado el pasado 29 de febrero en el Juzgado de lo Penal número 30 de Madrid, la sentencia considera que la enfermera es autora de un delito de homicidio por imprudencia grave y le ha impuesto además una pena de inhabilitación especial para el ejercicio de su profesión. La pena ha sido inferior a la solicitada por la Fiscalía, que en el juicio la elevó a dos años de prisión y a cinco años de inhabilitación para ejercer la profesión de enfermera, mientras que la defensa pidió la libre absolución.
La procesada, "viendo que sus compañeras estaban ocupadas, decidió prestarles ayuda [...], cogió una jeringuilla con un fluido blanquecino destinada a Ryan y la conectó a través de la bomba de infusión a una vía periférica, dando por sentado que la solución contenía lípidos".
La enfermera se ofreció voluntaria. Según el fallo, llevó a cabo su acción "sin hacer otras comprobaciones o preguntar al resto del personal presente en la sala, pese a que el tubo en cuestión no tenía ninguna pegatina" y a que ya se habían proporcionado dichos lípidos esa tarde. "La leche entró en el torrente sanguíneo de Ryan, que sufrió una trombosis masiva que desembocó en un fallo multisistémico y determinó su fallecimiento a las 11:30 horas del día siguiente", asegura la sentencia. El padre del bebé y viudo de Dalilah renunció en su día a toda indemnización "por haber sido resarcido a su satisfacción", según recuerda la sentencia.
La juez destaca que el fatal error se hubiera evitado con "una simple comprobación", bien directamente por la propia acusada examinando la jeringa, o recabando información de sus compañeras. "Esa falta de cuidado y previsión" es la causa "del luctuoso y fatal resultado, producto de la notoria negligencia e inexcusable descuido", según la juez.
Respecto al razonamiento de la defensa de la enfermera, que alegaba que fue el hospital el que "omitió las cautelas más elementales" y que incluso tras el suceso hizo que los dispositivos se identificaran por colores, la sentencia explica que si en esa fecha los colores de las vías eran iguales, "evidentemente habría que acudir a otros mecanismos para cerciorarse de que se había hecho lo correcto". Las mejoras técnicas y materiales "facili-

---

[115] Sevillano, Elena G. (2009), "El primer día de la enfermera" en *El País*, 14 de julio de 2009, en línea.

tan la labor al personal" sanitario, pero "no transforman la naturaleza de la imprudencia previa", dice la sentencia.

Unas polémicas declaraciones del gerente del Marañón, Antonio Barba –compareció públicamente poco después del fallecimiento del bebé para atribuirlo al "terrorífico error" de una enfermera–, encendieron al personal de enfermería del hospital y al resto de la profesión. Mil empleados firmaron un manifiesto en apoyo de la sanitaria que cometió el error, en el que criticaban los "terroríficos errores" de organización que permitieron que una enfermera inexperta alimentara a un bebé prematuro.

Durante el juicio, la acusada reconoció su error y que confundió el compuesto láctico con los lípidos, aunque se justificó diciendo que el resto del personal estaba ocupado, adujo desconocimiento de la UCI y del paciente y se amparó en su inexperiencia. La muerte de Ryan ocasionó en el verano de 2009 un gran impacto mediático ya que se produjo trece días después de la de su madre.

Reportera: Elena G. Sevillano "Condenada a seis meses de cárcel la enfermera del bebé Ryan", *El País*, 3 de julio de 2012. Disponible en https://elpais.com/ccaa/2012/07/03/madrid/1341326718_934835.html

Las varias noticias que se publicaron en torno al caso permitieron conocer más detalles clínicos, que revelaron también las deficiencias del sistema de salud español, que no son muy diferentes de las de México: escasez de enfermeras, diversidad de formación profesional, falta de especialistas, asignación de enfermeras principiantes a servicios de especialidad, las fallas administrativas que posibilitan la insuficiente calidad y problemas para ejercer las profesiones sanitarias con las mejores prácticas. La Organización Colegial de Enfermería en España elaboró un informe relativo a este caso, en el que expusieron dichas circunstancias del cuidado que se brinda a los pacientes en ese país, con propuestas de atención para evitar casos futuros. Las reacciones sociales y de los profesionales sanitarios pueden ser diversas, incluso antagónicas, y la polémica con argumentos sólidos y fundamentados es parte de la esencia de la bioética.

El caso de la enfermera que atendió al bebé Ryan incurrió en mala práctica, pero no solamente ella, sino todo el hospital, considerando la organización con la que ahí se trabaja, que se describe en las notas. Hasta ahora no había utilizado el concepto de mala práctica o mala praxis (en inglés *malpractice*) en este texto, debido a que es un concepto sumamente complejo; no obstante, hay que tratarlo. En la CISP se define como "fallo de la diligencia o la competencia de un profesional que causa una pérdida o una lesión y genera responsabilidad jurídica",[116] como fue en el caso español. Definir un caso es complicado debido a que convergen varios conceptos éticos y legales al mismo tiempo, y puede dificultarse encontrar uno que sea predominante. En el caso de la enfermera, ella incurrió en una omisión: no revisar hacia dónde desembocaba el tubo por el que hizo pasar el alimento, que no era apto para la vía venosa, y asegurarse de que no lo haría por esta última; en esa medida esa omisión fue también un error, al no cumplir con las medidas de seguridad del procedimiento. También se trató de un acto negligente por no haber tenido el cuidado de verificar los diferentes equipos de goteo que tenía instalado el bebé. Por tratarse de una labor que hace casi en su totalidad el personal de enfermería, la alimentación del paciente, y no haber logrado realizarla satisfactoriamente, se afirma que cometió un error de enfermería. Este último casi no se menciona en documentos, congresos ni en la información de la profesión en general, y es un tema que ofrece oportunidades de investigación para encontrar soluciones.

Otro problema es que el error –que por cierto cabe señalar que todos los errores son humanos– está muy "satanizado" y mal entendido, lo que dificulta su análisis y comprensión. Un pequeño paso mal realizado u omitido puede desencadenar consecuencias desastrosas, como fue en el caso del bebé Ryan, por lo que es necesario desglosar los hechos hasta los más mínimos detalles al estudiarlo y despojarse de sentimentalismos, justificaciones estereotipadas y prejuicios para un análisis equilibrado. No obstante, por más torpe que haya sido una actitud o acto, por más errónea e ilógica que parezca al criterio común, no implica que se acuse y trate con denostación a quien lo cometió, aunque el paciente resultó dañado o murió a causa del error. Es una situación trágica, dramática, que impone un reto al juicio e inteligencia de quienes lo presenciaron. Compete a los jueces o juzgadores legítimos dictar sentencia, pero puesto que su preparación es el derecho y no la medicina, han de recurrir a expertos y especialistas en los temas para asesorarse y tomar decisiones justas.

Un error momentáneo genera una serie de situaciones difíciles y desagradables, una crisis, por lo que se han escrito defensas de las acciones de los médicos y enfermeras que lo cometieron con argumentos éticos.

---

[116] *CISP*, 2009, p. 138. Cabe señalar que el concepto no aparece en el *Glosario de términos aplicados a la seguridad del paciente*, de la Secretaría de Salud en México.

Capítulo XVI
Derecho al honor

*Si cerráis la puerta a las equivocaciones también
la verdad se quedará fuera.*

Rabindranath Tagore

No puedo terminar de tratar el tema de los eventos adversos a los pacientes sin mencionar el lado penal, menos aún después de leer el caso de la enfermera que atendió al bebé Ryan que murió por una embolización causada por el alimento aplicado erróneamente a través de la vena, en lugar del intestino, hecho realizado por una enfermera en un famoso hospital en Madrid. En este, como en todos los casos referidos en el texto, ninguna enfermera ni médico actuaron con dolo, no planearon, ni desearon dañar al paciente deliberadamente. Explica al día siguiente el periódico que publicó la nota que:

La enfermera pudo confundir fácilmente el conducto de administración de la alimentación –una sonda nasogástrica conectada a la nariz del pequeño–, con otra vía de administración –un tubo conectado directamente a la vena–. Ambos cables son idénticos, en este centro, según detalló a este periódico personal del hospital, no existe ninguna diferenciación, ninguna característica especial que distinga un cable [que en realidad es tubo, aclaro que así les denominamos en México] del otro. Los dos [...] salen por el mismo agujero de la incubadora. Son del mismo grosor, el mismo color; y las bombas, llaves y jeringas que se utilizan para ambos son las mismas. Al no haber ningún elemento identificador –como también ocurre en otros hospitales–, las enfermeras suelen distinguir la vía correcta tirando suavemente del cable o siguiéndolo con la vista.

Otro de los errores posibles a los que apuntan los expertos consultados es que la enfermera confundiera el tipo de alimentación que tomaba el bebé. [...] la alimentación parenteral (que va por la vena) y la enteral (que va por sonda nasogástrica) son muy parecidas. Tienen la misma consistencia y el mismo color blanquecino.[117]

Es por ello que desde el punto de vista legal quienes incurren en causar eventos adversos no merecen ser tratados como delincuentes comunes, pero tampoco quizá la absolución inmediata. El doctor Domínguez, médico mexicano y doctor en Bioética, afirma que:

> Los derechos del médico, en este momento en el que han crecido desmesuradamente los del paciente, aparecen como una actitud defensiva o revanchista, lo cual no es exacto dada la necesidad de tener un equilibrio en la importante relación médico-enfermo [...]. Sobresale por su importante indefensión el hecho de que las equivocaciones posibles que puede tener el médico en la constante atención proporcionada a sus enfermos no están reglamentadas y en todas sus intervenciones se espera certeza.[118]

Afirma sin titubeos que el médico tiene derecho a equivocarse en su acto médico, aunque la idea específica es que tiene derecho a que se le reconozca su condición humana falible, y a que conserve su honorabilidad al no menoscabarse su reconocimiento social por haber incurrido en generar un evento adverso. Entre sus argumentos explica que la medicina no es una ciencia exacta y que cada paciente es una persona única, con mecanismos individuales que aunque guardan semejanza con los de los otros pueden tener diferencias que condicionen respuestas diferentes a los mismos tratamientos, aun actuando con las mejores prácticas clínicas. Lo mismo propongo yo para enfermería, aunque hay que hacer notar que las enfermeras no hemos escrito, investigado ni publicado mucho sobre el tema.

Algunos documentos muy difundidos por Internet han hecho conocidas cifras enormes acerca de eventos adversos, centinela o errores de diverso tipo, que hacen pensar al lector, si no está empapado en

[117] Sahuaquillo, María R. y Sevillano, Elena G. "Una equivocación fatal que acabó en tragedia"en *El País*, 15 de julio de 2009, p. 23.

[118] Domínguez Márquez, Octavio (2002), "¿Es un derecho del médico equivocarse en su práctica clínica?" en *Revista CONAMED*. Año 6, vol. 11, núm. 22, enero-marzo, pp. 24-28.

el tema, que son muchos más de los que revelan los datos oficiales. Un claro ejemplo de ello es el famoso reporte *To Err is Human* (Errar es humano), que el Instituto de Medicina de Estados Unidos (IOM por sus siglas en inglés) publicó en 1999. Fue una investigación motivada por los altos costos que la atención en los hospitales estaba generando a los seguros de gastos médicos, que superaban los dólares estimados. Revisaron expedientes y casos de pacientes y encontraron que su hospitalización se había prolongado más de lo previsto, que se habían requerido medicamentos no acostumbrados en los tratamientos normales, y detectaron que todo ello era debido a que habían acontecido hechos que afectaron al paciente y habían requerido atención adicional a la contratada. Sus datos eran exorbitantes, ya que según el informe, entre 44 000 y 98 000 personas mueren en Estados Unidos al año a causa de errores médicos.[119] Algunos estudiosos consideraron incluso que eran cifras menores a las reales, que superan las cien mil muertes, además, prevenibles. Otros estudios consideran que son más de 400 000 muertes al año, cuatro veces más que las estimadas por el IOM. Arnoldo Kraus agrega que la cantidad de muertes que se reportaron son más que las ocurridas por cáncer de mama, drogadicción, sida y accidentes automovilísticos, que están entre las primeras causas en ese país. Con ello colocaba a los servicios de salud norteamericanos con las más grandes deficiencias y se desató la polémica entre los médicos, principalmente.[120] Para Makary y Daniel el error en clínica es inevitable, y lo que sí puede mejorar en su entendimiento y prevención es diseñar mejores sistemas de atención sanitaria que permitan prevenir muertes y hacer más visibles los errores para que sus efectos puedan ser interceptados.

Considero importante hacer notar que, sean cuales fueren las cifras de personas que murieron a causa de eventos adversos que afectaron directamente su cuerpo a manos de médicos o enfermeras, es sólo una parte de ellas. Ha habido tendencia a cuantificar a quienes resultaron afectados por varios mecanismos indirectos que no son, por lo tanto, errores de los profesionales que les brindan atención clínica. Uno de

---

[119] Makary, Martinn A. y Daniel M. (2016), "Medical error –the third leading cause of death in the US" (*Error médico –la tercera cause de muerte en Estados Unidos*) BMJ, online, disponible en: https://www.bmj.com/content/353/bmj.i2139.full

[120] Kraus, Arnoldo (2011), "Errar en medicina" en *La Jornada*, 3 de agosto, p. 22.

los primeros estudiosos del tema y más radicales críticos de la medicina occidental fue Iván Illich, quien afirmó que cada 24 a 36 horas, de 50 al 80% de los adultos en los Estados Unidos y en el Reino Unido consume un fármaco prescrito por el médico. "Algunos toman un medicamento equivocado, otros se toman pastillas caducadas, contaminadas, y peor aún, falsificadas",[121] y en estos hechos no sólo está implicado quien escribió la receta, sino también los farmacéuticos que dispensan los medicamentos, y hasta el mismo paciente o su familia pueden cometer errores si modifican las prescripciones.

Los autores del informe *To Err is Human* en un artículo posterior afirman que fue una publicación muy útil para llamar la atención de la sociedad en el problema, ya que ha habido reducción en esas cifras. Sostienen que otros profesionistas se han interesado por la seguridad del paciente al leer el reporte, y que por varias razones ha sido muy fructífero, a pesar de que las cifras se han considerado exageradas en ciertos círculos de la sociedad.[122]

En México, la fundación de la Comisión Nacional de Arbitraje Médico en 1996 dio lugar a una institución que se encarga de analizar las quejas de los pacientes, con perspectiva científica, experta. Su modelo consiste en el arbitraje, en el que la comisión funge como mediadora entre el paciente y quien le brindó el servicio a su salud y no lo dejó satisfecho, incluso si el resultado fue perjudicial. En la CONAMED laboran médicos, enfermeros y abogados que se han especializado en estudiar las quejas de los pacientes para analizarlas, explicarles si en su caso pudo haberse cometido un error que devino en mala práctica, o si no fueron estos mecanismos los que lo dañaron a pesar de que sea su sospecha. Es una institución competente; sin embargo, el hecho de haber sido fundada por el Estado genera cierta desconfianza acerca de su parcialidad. Lo ideal es que la sociedad se organice en grupos no gubernamentales que luchen por sus derechos, como el de una atención a su salud de calidad.

Han quedado atrás los años de la medicina paternalista que indicaba lo que el paciente debía hacer, sin que participara activamente, ya

---

[121] Illich, Iván. (1986), *Némesis médica*. México, Planeta, pp. 40-41.

[122] Leape, L. Lucien y Berwick, Donald M. (2005), "Five years after to err is human. ¿What have we learned?" (Cinco años después de "errar es humano". ¿Qué hemos aprendido?) en *Journal of the American Medical Association* JAMA, May 18, vol. 293, núm. 19, October, pp. 2384-2390.

que, como en todas las tareas humanas, no puede lograrse el éxito si sólo participa una parte de quienes asumen un compromiso social. Lo mismo sucede con la atención clínica segura, en la que el paciente tiene un importante papel que jugar cuando su estado de salud se lo permite. Los pacientes totalmente dependientes, los que están inconscientes, en fase terminal, los que están en edades extremas de la vida o en estado crítico, difícilmente podrán estar atentos a los cuidados que se les brindan y debe permitirse la participación de sus familiares. Enfermería también tiene la función de defensa del paciente por sus intereses para el logro de sus metas al ponerse en manos del sistema de salud. Esto no quiere decir que se ha de enfrentar al médico o a otros profesionistas, sino que es parte del cuidado observar que todos los que participan en su atención lo hagan con las mejores prácticas y siempre para su bienestar. En el siguiente testimonio se aprecia la importancia de ponerse del lado del paciente y de atender sus necesidades emergentes, sobre todo cuando se ha producido un evento adverso:

Al decidir que me hicieran la salpingoclasia (ligadura de las trompas uterinas) como método de control natal acudí a un hospital, del que soy derechohabiente y me sucedió un hecho lastimoso. Cuando fui trasladada al quirófano y colocada en la mesa de operación, el médico y las dos enfermeras que lo asistían me hicieron la limpieza quirúrgica. Jabón, enjuague con agua, primero, y finalmente una buena dosis de Isodine, líquido café oscuro que me cubrió el abdomen y escurrió hacia la parte baja de los glúteos, donde se quedó "encharcado" durante la operación. La operación duró poco más de una hora, al final de la cual fui trasladada directamente al cuarto compartido que me había sido asignado. Ya era de noche. Fue difícil dormir por la recuperación de la anestesia, pero lo más difícil fue al amanecer. Al intentar levantarme sentí un fuerte dolor en el abdomen, recién suturado, pero lo más intenso fue el ardor que sentía en los glúteos. No entendía por qué me ardía más en la parte trasera que en la herida, hasta que mi hermana y una enfermera me revisaron y notaron un fuerte enrojecimiento de la piel. Era una quemadura en forma de círculo alrededor de ambos glúteos. La conclusión fue que me había quemado el Isodine. Fue difícil lograr que se me diera el medicamento indicado para la quemadura, el nitrato de plata, pues no estaba asignado para el tipo de operación a que fui sometida. Nadie me dio una explicación oficial ni ningún tratamiento específico. Por las enfermeras en turno supe que lo mismo le sucedió a una mujer que fue sometida a cesárea. Sin confirmar ni reconocer eso, el médico de guardia dijo que probablemente tuve reacción alérgica al Isodine, que es un antiséptico a base de yodo. Las enfermeras consideraron que el problema fue que no se diluyó en forma adecuada esa sustancia. Una de ellas consiguió un tarro grande de nitrato de plata y, arriesgándose a ser sancionada, me lo dio para que me tratara la quemadura. "Es lo menos que podemos hacer ante el daño que se le hizo", me dijo amablemente. Fui dada de alta al siguiente día, sin mayor prescripción más que los antibióticos y analgésicos para evitar la infección y controlar el dolor. En casa experimentamos varias pomadas y fomentos de sábila, hasta que la herida secó totalmente, casi tres semanas después. Durante ese tiempo fue muy difícil adoptar alguna posición, pues dolía estando sentada, acostada y parada. Fue una larga incapacidad involuntaria. No interpuse ninguna queja[123] ni el hospital me dio ninguna atención específica, mucho menos una disculpa.

Alicia, madre de dos hijos.

Es injustificable negar que sucedió un error previo a un evento adverso a un paciente,[124] como escribió el Dr. Liam Donaldson, "Errar es humano, ocultarlos es imperdonable, pero no aprender de ellos es inexcusable".[125] En algunos hospitales, clínicas o centros de salud quizá en actitud defensiva se han tratado de eliminar las evidencias de un error cuando ocurrió el evento adverso, sobre todo si fue grave o centinela. Es una respuesta aún más errónea que puede conducir a peores consecuencias morales y

---

[123] Para la Dra. Infante "las quejas médicas son antes que nada un problema social y no un problema médico, y deben entenderse como el recurso a través del cual los pacientes expresan sus expectativas no cumplidas. [...] *Ellos* comprenden y pueden llegar a perdonar muchos errores, lo que no perdonan es el maltrato y que no se les informe qué está pasando o qué sucedió" en *Quejas médicas*, pp. XI y XII.

[124] En los documentos revisados para estudiar el tema se encontraron casos en que al mismo paciente le afectan uno o más errores en el mismo episodio de hospitalización, o un mismo error afecta a varios pacientes cuando se les aplica la misma sustancia o se actúa de la misma forma. Lo que llama la atención son los mecanismos inimaginables, como se narró en las primeras páginas de este libro. De ahí la importancia de la cultura del registro y el análisis de cada caso, mientras más complicado y dañino haya resultado, más necesario es advertir a los principiantes para que no caigan en ellos.

[125] Sir Liam Donaldson, Jefe del Servicio de Salud en Inglaterra, frase pronunciada el 5 de noviembre de 2010.

114

penales, si el caso es llevado a instancias arbitrales o judiciales. Aunque es una experiencia muy difícil, siempre es preferible enfrentarla admitiendo el error cometido o la omisión en que se incurrió. Existe, por lo tanto, una obligación deontológica –dictada por el deber y la ética profesional– de informar al paciente de los errores y un:

> correlativo derecho del paciente a conocerlos en la medida en que forma parte de la información asistencial, pues el menoscabo de su salud no sólo depende del propio curso de su enfermedad o de los riesgos inherentes al acto médico, sino de eso que se denomina "daños injustificados".[126]

Para Moure González esto es especialmente exigible en el servicio público, en el cual es necesario informar primero a las autoridades para afrontar institucionalmente el problema; "El 98% de los pacientes quieren ser informados de cualquier equivocación médica. […] Existen reportes que indican claramente que cuando se habla sinceramente con los pacientes en relación a un error médico, las demandas disminuyen. Al contrario, cuando el médico no entera al paciente del problema, este demanda con mayor facilidad".[127] Asimismo, algunas demandas que el paciente interpone concluyen que aunque haya habido error los trastornos posteriores no se debieron a este. Realmente el evento adverso es un fenómeno complejo, al igual que la impericia, negligencia y mala práctica, conceptos y situaciones que requieren más estudio por parte de los profesionales de la salud, entre los que se incluyen también los odontólogos y los farmacéuticos, para dejar de lado la conspiración del silencio o de subestimar el deficiente esfuerzo y esmero en nuestro trabajo.

Es importante señalar que por varios testimonios que he recabado en actividades académicas transmitidos por estudiantes en práctica, y enfermeras ya laborando, se sabe que no es rara la actitud defensiva de negar el evento adverso e informar a los familiares del paciente, cuando se puso grave o murió por error en su atención, que se reportan como complicaciones propias de la enfermedad, accidente o motivo original por el

---

[126] Moure González, Eugenio (2017), "¿Comunicar el error médico o esconderlo? A propósito de las memorias de Henry Marsh" en *Revista Cuadernos de Bioética*, núm. XXVIII, p. 321.

[127] Vázquez Frías, José Antonio *et al.* (2011), "El error en la práctica médica ¿Qué sabemos al respecto?" en *Anales médicos*, enero-marzo, p. 53.

que el paciente llegó al hospital. Esto se facilita si ya estaba delicado o grave desde su ingreso, y si el paciente era adulto mayor los sentimientos de ira suelen calmarse con más rapidez, probablemente ante la expectativa de la corta vida que le quedaba al paciente. Ocultar los errores y mentir a pacientes y familiares puede –según mi criterio–, favorecer una cultura reprobable de las reacciones ligeras del "no pasa nada", subestimando la gran responsabilidad que es el cuidado de enfermería y el tratamiento médico.

Para Rojas Marcos –y coincido con él–, expresar al paciente una sincera disculpa ayuda a disipar el resentimiento y puede moderar sus sentimientos de castigo e impiedad; humaniza al médico y dignifica al enfermo. "La información franca y clara sobre lo ocurrido valida las quejas del enfermo, alivia su indefensión y le tranquiliza con la expectativa de que el profesional y la institución se comprometen a prevenir fallos similares en el futuro".[128]

Los eventos adversos realizados de manera completamente accidental, involuntaria, no deben cuantificarse en las mismas listas de los que cometen las grandes empresas al investigar, comercializar y dispensar fármacos, porque ellas tienen intereses económicos. Tampoco deben contarse en la lista de los *efectos adversos* que presentan pacientes cuando se les subministran medicamentos correctamente, pero su organismo no los asimila. Menos aún deben mezclarse los actos involuntarios con los que sí tengan atención dolosa, defensiva o abusiva, de profesionales fraudulentos, como se han mostrado fabricantes y vendedores de fármacos. Nada que se haga con propósitos de esta naturaleza puede compararse con los errores de personas que con buena voluntad se equivocan creyendo que hacen bien sus actos médicos o de cuidado al paciente, pero eso no significa que no merezcan sanción penal si el paciente o sus familiares lo demandan. Es deseable que los médicos y enfermeras que pasan por una denuncia por sus pacientes no reciban los tratos denigrantes que los grupos policiales dan a los delincuentes que detienen; aunque hayan incurrido en un delito culposo, merecen un trato justo que, finalmente, merecen todos los presos en cumplimiento de sus derechos humanos.

Como conclusiones propongo que las enfermeras debemos capitalizar nuestras experiencias en los hospitales para ejemplificar a los estudiantes y

---

[128] Luis-Rojas, Marcos (2006), "La ventaja de decir 'lo siento'" en *El País*, 26 de diciembre, España, p. 9.

recién egresados los mecanismos erróneos que deben evitar en sus actos de cuidado. Es necesario aprender a dialogar libremente sobre experiencias conocidas, sin temor a ser juzgadas, con el disfrute de evocar recuerdos. Independientemente del grado académico que cada enfermera ha alcanzado con su estudio y esfuerzo, la dimensión técnica operativa que tiene la enfermería en la atención directa al paciente permite vivir experiencias humanas únicas, con gran potencial de satisfacción. No es raro que enfermeras que, después de haber estudiado en una escuela técnica, obtuvieron el título de licenciadas, luego de maestría e incluso el grado de doctorado, parece que se han olvidado de sus experiencias de cuidado al paciente. Sólo hablan de ellas ante grupos muy reservados. Sin embargo, esas experiencias nos han permitido vivir la enfermería real, por la que vamos a una escuela profesional, asistimos a prácticas y hacemos un servicio social, cuando aplicamos los conocimientos a los pacientes en su cama de hospital, en la comunidad o incluso en su domicilio, son de un incalculable valor humanístico y nos deben llenar de orgullo. Es un pasado en el que ejercimos la enfermería al cuidado del paciente. De ninguna manera esa tarea está separada del método enfermero ni de las teorías y modelos de enfermería tan estudiados en los últimos 10 años, pero deben ser el soporte del cuidado directo, con utilización de sustancias, técnicas y tecnología, al paciente de acuerdo a las particularidades que presente su caso.

Los errores quizá no tengan justificación social, y menos aun cuando a partir de uno o más el paciente fue afectado y perdió la vida. Pero es una experiencia que puede fortalecer mucho el espíritu humano y armonizar la relación paciente-enfermera-médico. En el caso de que hayamos cometido errores y que con ellos hayamos afectado a uno o más pacientes, no es una realidad humillante ; sí, es una experiencia delicada por la que no merecen pasar pacientes ni enfermeras, tampoco los médicos. No solamente es útil hablar de las experiencias pasadas, es mejor aún escribirlas, sobre todo si hubo evento adverso al paciente, el aprendizaje que proporcionarán a los estudiantes y recién egresados es inmenso, aunque la enfermera no se dedique a la docencia.

Enfermeras y médicos debemos trabajar en armonía, comunicarnos eficientemente en lo relacionado con el paciente, y planear estrategias de seguridad del paciente de acuerdo a la estructura del hospital y al tipo de pacientes que se atienden. De la misma manera, las autoridades tienen un papel que jugar muy importante y los familiares deben ser informados de la manera que ellos pueden colaborar. La responsabilidad debe ser compartida. Quienes hemos trabajado por décadas en el campo de enfermería debemos transmitir nuestras experiencias para advertir a quienes se inician; después de todo, fungir como mentor de principiantes es una labor muy interesante que también nos deja enseñanzas a las generaciones que les antecedemos.

Anexo 1

Proceso histórico de la seguridad en la atención clínica del paciente*

Era de la infalibilidad absoluta. Desde la Antigüedad hasta el siglo XIX. Los médicos sabían cuando sus tratamientos habían sido errados, pero no eran capaces de reconocerlo, y los pacientes se sentían obligados a creerles y a obedecerles invariablemente. Era la moral de la época.

Era de la infalibilidad relativa. Desde Florencia Nigthingale, hasta fines de la década de los noventa en el siglo XX. Paulatinamente se empezó a tratar profesionalmente el problema del daño provocado a los pacientes con los tratamientos médicos y cuidados clínicos.

Era de la falibilidad expuesta. Se reconoce la realidad del error clínico internacionalmente desde el año de 1999, con la publicación del informe: Errar es humano

(Texto titulado en inglés, *To Err is Human. Building a Safer Health System*. Linda T. Kohn, Janet M. Corrigan, and Molla S. Donaldson, Editors. Committee on Quality of Health Care in America. Institute of Medicine. National Academy Press. Washington, D.C. 2000, del que no se han difundido traducciones al español).

* Elaborado a partir de los conceptos publicados en la introducción del libro: Seguridad del paciente hospitalizado. Instituto Nacional de Salud Pública. Editorial Médica Panamericana, México, 2007.

REFERENCIAS BIBLIOGRÁFICAS

AGUIRRE-CÓRDOVA, J.F.; Chávez-Vázquez, G. y Hutrón-Aguilar, G.A. (2004), "Textilomas intrabdominales. Frecuencia y actitudes en el cirujano mexicano" en *Cirujano General*, núm. 26, pp. 203-207.

ARELLANO GONZÁLEZ, M. (2005), *Manual ético legal de la práctica médica*. México, Alfil.

ARISTÓTELES (2000), *Ética Nicomaquea*, Madrid, Gredos.

BENNER, P. (1987), *Práctica progresiva en enfermería. Manual de comportamiento profesional*. Barcelona, Grijalbo.

BLOCH, Marc (2010), *Introducción a la historia*. (Traducción del francés de Pablo González Casanova y Max Aub). Fondo de Cultura Económica. Colección Brevarios, núm. 64, México.

BURBANO, C. (2007), "Una mirada actual de la simbología en enfermería" en *Colombia Médica* octubre-diciembre, núm. 38 (Supl 2), pp. 105-109. Corporación Editora Médica del Valle.

CAMPAÑA, Gonzalo V. (2006), *Revista Chilena de Cirugía*. Año 6, núm. 58, pp 479-480. Disponible en la base de documentos científicos www.imbiomed.com.mx

CAMPOS-CASTOLO, Mahuina; Hernández-Gamboa, Luis E.; Revuelta-Herrera, Arturo; Ochoa-Victoria, Rebeca y Villa-de la Vega, Alejandra (2008), "Morbilidad derivada del olvido de gasas en actos quirúrgicos" en *Revista* CONAMED. Vol. 13, suplemento 1.

CANTÓN ALONSO, J. L. (ed.) (2007), *Maimónides y el pensamiento medieval. VII Centenario de la muerte de Maimónides*. Actas del IV Congreso Nacional de Filosofia Medieval Córdoba, 9, 10 y 11 de diciembre de 2004. Servicio de Publicaciones de la Universidad de Córdoba.

CÁRDENAS BECERRIL, L. (2005), *La profesionalización de la enfermería en México. Un análisis desde la sociología de las profesiones*. Colección Educación Superior en América Latina. Director: Dr. Ángel Díaz Barriga. Barcelona/México, Ediciones Pomares.

Carrillo-Fabela, Luz Ma. R. (2005), *La responsabilidad profesional del médico en México*. 5a. Ed. México, Porrúa.

Casa Madrid-Mata, O. (2005), "El acto médico y el derecho sanitario" en *Revista* CONAMED. Vol. 10, núm. 1, enero-marzo, México.

Casasa García, P. (2009), *Una visión antropológica de la enfermería en México*. México, Miguel Ángel Porrúa/UNAM.

Castañeda Flores, Abdyanee; Pérez Castro y Vázquez, Jorge Alfonso y Soto Arreola, M. (2015), "Eficacia de la práctica de enfermería en la Terapia de Infusión Intravenosa". Artículo original en *Revista* CONAMED. Vol. 20, suplemento 1. pp 27-34. Disponible en https://www.medigraphic.com/cgi-bin/new/resumen.cgi?IDARTICULO=79585

Cervantes, J. (1991), *Iatrogenia en cirugía*, México, Salvat Editores.

Cima, R.R.; Kollengode, A.; Garnatz, J.; Storsveen, A.; Weisbrod, C., Deschamps (2008), "Objetos extraños retenidos en pacientes quirúrgicos. Confiar en el recuento como el mecanismo primario para evitar los cuerpos extraños retenidos no es fiable" en *Journal of American College Surgeons J Am Coll Surg*. Año 1, núm. 207, pp. 80-87. Disponible en: https://www.intramed.net/contenidover.asp?contenidoid=54544 .

Collière, M. F. (1993), *Promover la vida. De la práctica de las mujeres cuidadoras a los cuidados de enfermería*. España, McGraw-Hill.

Comisión Nacional de Arbitraje Médico. Secretaría de Salud (2006), "Recomendaciones específicas para mejorar la práctica médica en urgencias pediátricas" en *Revista* CONAMED. Vol. 11, núm. 5, enero-marzo, México.

Consejo Internacional de Enfermeras. *Declaración de posición sobre la Seguridad del Paciente*, adoptada por el consejo en 2002. Disponible en: http://www.icn.ch/images/stories/documents/publications/fact_sheets/20a_FS-Errores_medicacion-Sp.pdf

Domínguez Márquez, O. (2002), "¿Es un derecho del médico equivocarse en su práctica clínica?" *Revista* CONAMED. Año 6, vol. 11, núm. 22, enero-marzo, pp 24-28.

Donaldson, L. (2010), *Blog: Dangers of a phity quote about patient safety*? National Health System; Reino Unido, disponible en https://www.leanblog.org/2010/11/dangers-of-a-pithy-quote-about-patient-safety/

Duva, J. (2009), "La enfermera que alimentó a Ryan se ofreció voluntaria" en *El País*, 17 de julio de 2009, sección sociedad, Sección

Sociedad. Madrid, España. Disponible en https://elpais.com/sociedad/2009/07/17/actualidad/1247781609_850215.html

FEITO-GRANDE, L. (2000), *Ética profesional de la enfermería. Filosofía de la enfermería como ética del cuidado*. Madrid.

GARCÍA GUAL, Carlos (trad.) *et al.* (2000), *Tratados hipocráticos*. Madrid, Gredos.

GONZÁLEZ QUINTANA, Constantino (2015), *Revista CONAMED* (suplemento). S1, S3 y S6. México.

GONZÁLEZ-JURADO, Máximo A. y Fernández-Fernández, Pilar (1997), "La ética de la competencia profesional y la educación continuada" en *Manual de Ética y Legislación en Enfermería. Bioética de enfermería*, (edits), Luis Miguel Pastor-García y Francisco Javier León-Correa. España, Mosby.

HENDERSON, Virginia A. (1994), *La naturaleza de la enfermería. Una definición y sus repercusiones en la práctica, la investigación y la educación. Reflexiones 25 años después*. Madrid, McGraw-Hill.

HERNÁNDEZ CONESA, Juana M.; Moral de Calatrava, Paloma y Esteban Albert, M. (1999), *Fundamentos de la enfermería: teoría y método*. McGraw-Hill Interamericana de España, Madrid.

ILLICH, I. (1986), *Némesis médica. La expropiación de la salud*. Versión al español de Juan Tovar. México, Joaquín Mortiz.

INFANTE CASTAÑEDA, C. (2006), *Quejas médicas. La insatisfacción de los pacientes con respecto a la calidad de la atención médica*. México, Editores de Textos Mexicanos.

INSTITUTO POLITÉCNICO NACIONAL (2004), *Un nuevo modelo educativo para el IPN*. Materiales para la reforma, núm. 1. México. Disponible en: https://www.repositoriodigital.ipn.mx/bitstream/123456789/3103/1/El_Modelo_Educativo_del_Instituto_Politecnico_Nacional_enfocado_a_cumplir_su_compromiso.pdf

IYER, Patricia W. (2001), *Nursing malpractice*. 2a. ed. USA, Lawers & Judges Publishing Company, Inc.

KRAUS, A. (2011), "Errar en medicina" en *La Jornada*, miércoles 3 de agosto, México. Disponible en: https://www.jornada.com.mx/2011/08/03/opinion/022a1pol

KUTHY PORTER, José; Villalobos Pérez, J. de Jesús; Martínez González, Oscar y Tarasco; Michel, M. (2017), *Introducción a la bioética*. 4a. ed. México, Méndez Editores.

LANDA REYES, Ricardo; Valdéz Cerón, Yaret y Flores López, F. de J. (2011), "Mala práctica relacionada con la administración de medicamentos vía intravenosa" en el Suplemento de *Revista* CONAMED 2011; 16, Supl 1, pp. 41-44. México.

LEAPE, Lucien y Berwick, Donald (2005), "Five years after To Err is Human. ¿What have we learned?" en *Journal of the American Medical Association* JAMA. Vol. 293, núm. 19 October. Disponible en: https://www.researchgate.net/publication/7841576_Five_years_after_To_Err_Is_Human_what_have_we_learned

LIFSHITZ, A. (1997), *La práctica de la medicina clínica en la era tecnológica*. Coordinación de Humanidades. México, Facultad de Medicina UNAM/IMSS.

LIFSHITZ, A. (2005), "El error en medicina, sus manifestaciones más frecuentes" en Memorias del X Simposio CONAMED. *Revista* CONAMED. Vol. 11, núm. 4, octubre-diciembre. México.

LINARES, Jorge E. (2008), *Ética y mundo tecnológico*. Col. Sección de Obras de Filosofía. México, FCE/UNAM.

LUPI, José L.; Divito, José L. y Poggi, Carlos F. (2003), "Oblitos quirúrgicos. Aspectos legales y éticos. Reseña Jurisprudencial" en *Cuadernos de Medicina Forense*. Año 2, núm. 1, mayo pp. 43-58. Disponible en: https://www.csjn.gov.ar/cmfcs/files/pdf/_Tomo-2(2003)/Numero.../CMF2-1-43.doc

MARGALIT, A. (2000), *Ética del recuerdo. Lecciones Max Horkheimer.* Barcelona, Herder.

MAKARY, Martin A. y Daniel, M. (2016), "Medical error: the third cause of death in the US" en *British Medical Journal*. Disponible en: https://www.bmj.com/content/353/bmj.i2139.full

MARSH, H. (2016), *Ante todo no dañar*. España: Ediciones Salamandra.

MASSIP-PÉREZ, Coralia; Ortiz-Reyes, Rosa María; Llantá-Abreu, María del Carmen; Peña-Fortes, Madai y Infante-Ochoa, Idalmis (2006), "El error médico. Eventos adversos y calidad" en *Cir* Ciruj. Año 6, núm. 74, pp. 495-503.

MÉLICH, J. C. (2002), *Filosofía de la finitud*. Barcelona, Herder. Barcelona.

MIRALLES, F. (s.f.), "Errar es humano, aprender es divino" en *El País Semanal*, Sección Intro Psicología, España, pp. 26-28.

MOCTEZUMA-BARRAGÁN, G. (2000), *Derechos de los usuarios de los servicios de salud*. México, Instituto Politécnico Nacional. Cámara de

Diputados del H. Congreso de la Unión. Universidad Nacional Autónoma de México (Instituto de Investigaciones Jurídicas).

MOURE-GONZÁLEZ, E. (2017), "¿Comunicar el error médico o esconderlo? A propósito de las memorias de Henry Marsh" en *Cuadernos de Bioética*. Vol. XXVIII, núm. 3, septiembre-diciembre, 2017, pp. 317-327.

MURPHY, J.G.; Steel A.; Mc'evoy, M.T.; Oshiro J. (2007), "The wisdom of S. The bravery of Achules and the foolishness" en *Chest Journal* 2007; 131: 890-896. Disponible en: https://journal.chestnet.org/article/S0012-3692(15)38910-8/pdf

NIGTHINGALE, F. (1991), *Notas sobre enfermería. Qué es y qué no es.* México, Salvat Editores. Versión española por Sor Josefina Castro Vizoso.

NODARSE HERNÁNDEZ, R. (2002), "Visión actualizada de las infecciones intrahospitalarias" en *Revista Cubana de Medicina Militar*. Vol. 31, núm. 3 pp. 201-208, jul-sep. Disponible en: http://scielo.sld.cu/pdf/mil/v31n3/mil08302.pdf

OLIVÉ, L. (2007), *La ciencia y la tecnología en la sociedad del conocimiento. Ética, política y epistemología.* Fondo de Cultura Económica, Selección de Obras de Ciencia, Tecnología, Sociedad. México.

OLIVERA FIGUEROA, R. (1986), *Jornada de errores médicos*. 15va reimpresión, México, Diana.

ORGANIZACIÓN PANAMERICANA DE LA SALUD (2003), *Clasificación Estadística Internacional de Enfermedades y Problemas Relacionados con la Salud.* Décima Revisión. Vol. 2, Versión en español por el Centro Venezolano de Clasificación de Enfermedades.

ORGANIZACIÓN MUNDIAL DE LA SALUD (OMS) (2009), *Marco Conceptual de la Clasificación Internacional para la Seguridad del Paciente (CISP) Versión 1.1 Informe Técnico Definitivo.* Enero de 2009 WHO/IER/PSP/2010.2 Disponible en: http://www.who.int/patientsafety/implementation/icps/icps_full_report_es.pdf

ORGANIZACIÓN PANAMERICANA DE LA SALUD (OPS) (2011), *Guía de evaluación rápida de programas hospitalarios en prevención y control de las infecciones asociadas a la atención de salud.* Washington, Estados Unidos. Disponible en: www.paho.org/hq/index.php

ORGANIZACIÓN MUNDIAL DE LA SALUD (OMS) (2014), *Clasificación Internacional de Enfermedades. Novena Revisión. Versión en español*, enero de 2014, publicada con el título *Modificación clínica de la CIE*. Gobierno Ministerio de España de Sanidad, Servicios Sociales e Igualdad.

Pérez-Tamayo, R. (coord.) (1994). *Iatrogenia.* México, El Colegio Nacional.

Ponce de León-R., Samuel (1991), "Infecciones intrahospitalarias y calidad de la atención médica ¿Es posible ahorrar en salud?" en *Salud Pública de México.* Vol. 33, enero-febrero, núm. 1. Disponible en: http://saludpublica.mx/index.php/spm/article/view/5351/5567.

Ponce de León-Rosales, Samuel y Soto-Hernández, J. L. (1996), *Infecciones intrahospitalarias.* México, McGraw-Hill/unam.

Kraus, A. (2011), "Errar en medicina" en *La Jornada,* Sección Opinión, miércoles 3 de agosto.

Real Academia Española (2014), *Diccionario de la Lengua Española.* 23va. edición. Disponible en: https://dle.rae.es/

Reason, J. (1990), *Human error.* Cambridge, MA: Cambridge University Press. Artículos disponibles en: https://www.cambridge.org/core/books/human-error/281486994DE4704203A514F7B7D826C0

Rojas Marcos, L. (2006), "La ventaja de decir 'lo siento'". *El País,* editorial en la sección Opinión, martes 26 de diciembre, España.

Ruelas-Barajas E. (2005), "La seguridad de los pacientes" en *Revista CONAMED.* Vol. 11, núm. 4, octubre-diciembre. México.

Ruelas-Barajas, Enrique; Sarabia-González, Odet y Tovar-Vera, Walter (2007), *Seguridad del paciente hospitalizado.* México, Médica Panamericana/Instituto Nacional de Salud Pública.

Sahuaquillo, María R. y Sevillano, Elena G. (2009), "Una equivocación fatal que acabó en tragedia. La enfermera que alimentó a Ryan pudo confundir dos tubos idénticos" en *El País.* Sección Sociedad Vida & Artes, Alerta sanitaria, miércoles 15 de julio, España.

Santamaría Fernández, M. B. (2007), "Evolución histórica de la enfermería y la cardiología" en la revista *Enfermería en Cardiología.* Año XIV, núm. 40, pp. 21-28. Primer cuatrimestre. Fundación Alcorcón, Madrid. Disponible en: https://www.enfermeriaencardiologia.com/wp-content/uploads/4002.pdf

Secretaría de Salud (s.f.), Subsecretaría de Integración y Desarrollo del Sector Salud Dirección General de Calidad y Educación en Salud. *Glosario de términos aplicados a Seguridad del Paciente.* México. Disponible en: http://www.calidad.salud.gob.mx/site/calidad/docs/dsp-sp_00F.pdf

SEVILLANO, Elena G. (2009), "El primer día de la enfermera" en *El País*. Martes 14 de julio de 2009. Madrid, España. Disponible en https://elpais.com/diario/2009/07/14/sociedad/1247522406_850215.html

TOMÁS DE AQUINO (2002), "Tratado de la prudencia" en *Summa de Teología III* parte II-II Introducción a las cuestiones 47 a 56, Madrid, Biblioteca de Autores Cristianos (BAC).

TOSTA DE CARVALHO, Viviane y de Bortoli Cassiani, Silvia Helena (2001) "Errores en la administración de medicamentos: análisis de situaciones relatadas por los profesionales de enfermería", en *Revista de Investigación y Educación en Enfermería*. Vol. XIX, núm. 2, septiembre pp. 26-35. Universidad de Antioquia, Colombia.

VÁZQUEZ FRÍAS, José Antonio; Villalba Ortiz, Patricia; Villalba Caloca, Jaime; Montiel Falcón, Héxtos y Hurtado Reyes, C. (2011), "El error en la práctica médica. ¿Qué sabemos al respecto?" en *Anales Médicos*. Vol. 56, enero-marzo núm. 1, pp. 49-57. México, Asociación Médica Centro Médico ABC México. Disponible en: https://www.medigraphic.com/pdfs/abc/bc-2011/bc111j.pdf

VILARASAU, Jordi. (2006), "Aprender de los errores médicos. Hospitales y ambulatorios de Cataluña deberán notificar a la Generalitat todas las incidencias que afecten a los pacientes" en *El País*. Martes 21 de marzo, España.

Páginas web consultadas

http://decs.bvsalud.org/E/Ayuda-DeCS-y-el-Acceso-al-Vocabulario.htm
https://bvs.org.es/ Biblioteca Virtual en Salud.
http://www.cun.es/diccionario-medico Clínica Universidad de Navarra.
https://www.nlm.nih.gov/medlineplus/spanish/MEDLINEPLUS. Biblioteca Nacional de Medicina de los EE.UU. NIH

La autora

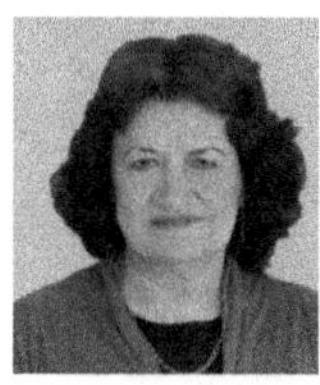

Rosa Ortiz Olvera
(Ciudad de México, 1957)

Estudió enfermería en la escuela del Instituto Nacional de Cardiología "Ignacio Chávez", y la licenciatura en la Escuela Superior de Enfermería y Obstetricia (ESEO) del Instituto Politécnico Nacional (IPN), donde imparte materias de la Academia de Ciencias Sociales y Humanidades como Bioética, Historia y Filosofía de Enfermería, y Legislación. Ha sido profesora en el posgrado de la ESEO. Es diplomada en Tanatología, Enfermería Pericial por la ENEO de la Universidad Nacional Autónoma de México (UNAM) y tiene créditos completos del diplomado en Gerontología y Filosofía. Obtuvo el grado de maestra en Ciencias en Bioética por la Escuela Superior de Medicina del IPN, y por la UNAM. Ha impartido conferencias de estas disciplinas en hospitales y escuelas de la Ciudad de México y en otros estados en la República. Sus artículos se han publicado en la *Revista CONAMED*, y en la Gaceta de la Comisión Nacional de Bioética. Actualmente estudia la licenciatura en Etnohistoria en la Escuela Nacional de Antropología e Historia (ENAH).

CONTENIDO

Introducción 9

Capítulo I
Descubrimiento de la enfermería y sus retos 13

Capítulo II
Construcción de una vocación 17

Capítulo III
La experiencia de enfrentar el fracaso en el cuidado 23

Capítulo IV
Primero no infectar 31

Capítulo V
Aprendizaje cometiendo errores de medicación 39

Capítulo VI
Lastimando sin intención: creí que lo sabía hacer 47

Capítulo VII
Aprendiendo en cuerpos sanos, enfermos o muertos 53

Capítulo VIII
De la ética a la bioética 61

Capítulo IX
Eventos adversos graves 67

Capítulo X
Error médico 71

Capítulo XI
Muertes evitables 77

Capítulo XII
Riesgos sí existen, peligros agregados no debe haberlos 87

Capítulo XIII
Nace la clasificación de eventos relacionados
con la atención no segura 95

Capítulo XIV
Errar es humano... pero también lo es prevenir 99

Capítulo XV
Los eventos adversos suceden en todo el mundo 103

Capítulo XVI
Derecho al honor 109

Referencias bibliográficas 119

La autora 127

Lectura contemporánea de los clásicos

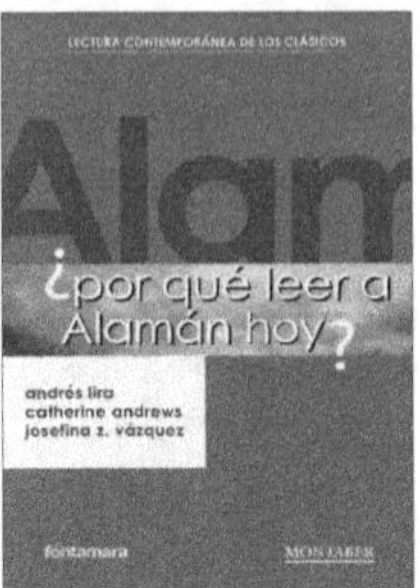

¿Por qué leer a Alamán hoy?

Andrés Lira, Catherine Andrews, Josefina Z. Vázquez

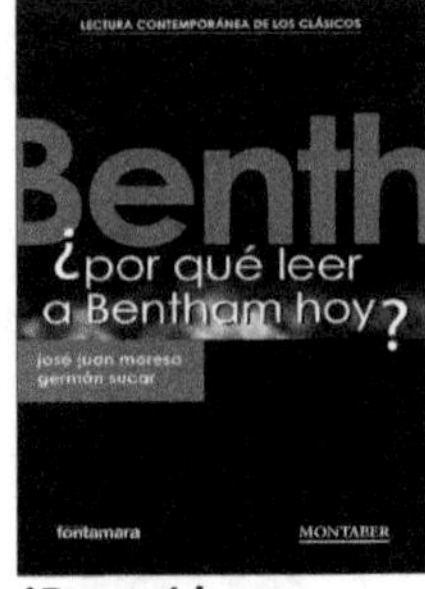

¿Por qué leer a Bentham hoy?

José Juan Moreso, Germán Sucar

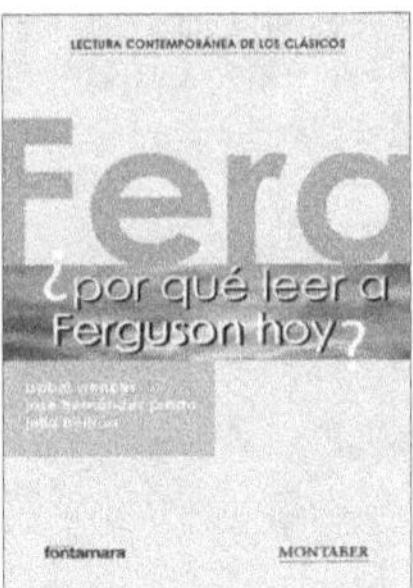

¿Por qué leer a Ferguson hoy?

Isabel Wences, José Hernández Prado, Julio Beltrán

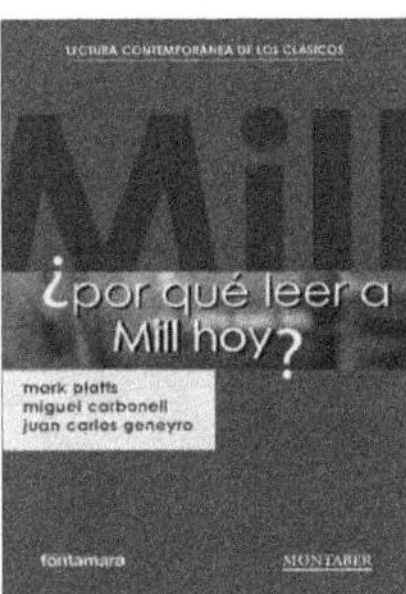

¿Por qué leer a Mill hoy?

Mark Platts, Miguel Carbonell, Juan Carlos Geneyro

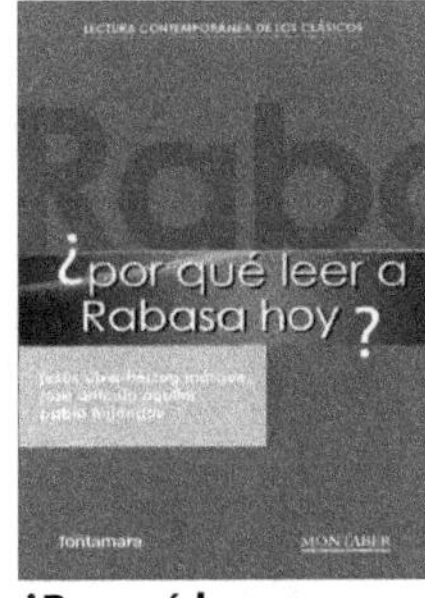

¿Por qué leer a Rabasa hoy?

Jesús Silva-Herzog Márquez, José Antonio Aguilar, Pablo Mijangos

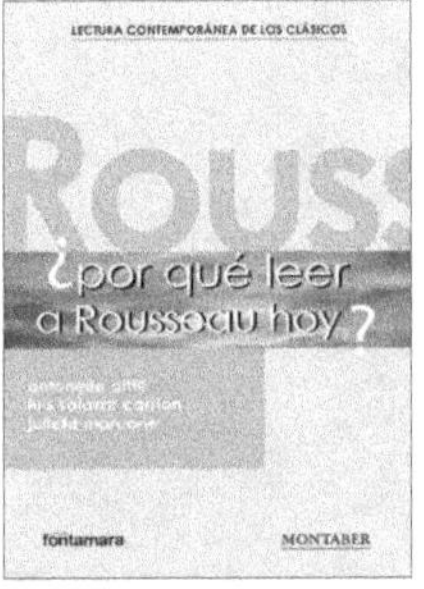

¿Por qué leer a Rousseau hoy?

Antonella Attili, Luis Salazar Carrión, Julieta Marcone

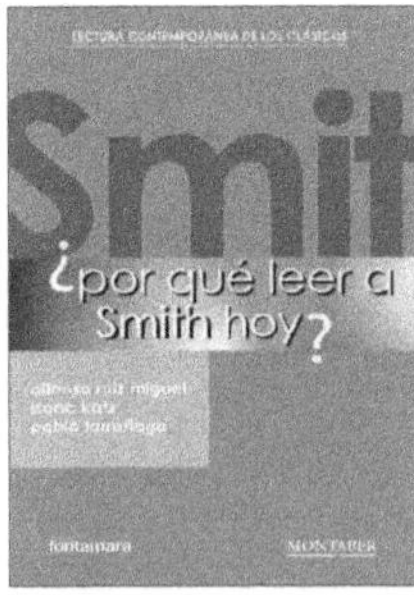

¿Por qué leer a Smith hoy?

Alfonso Ruiz Miguel, Isaac Katz, Pablo Larrañaga

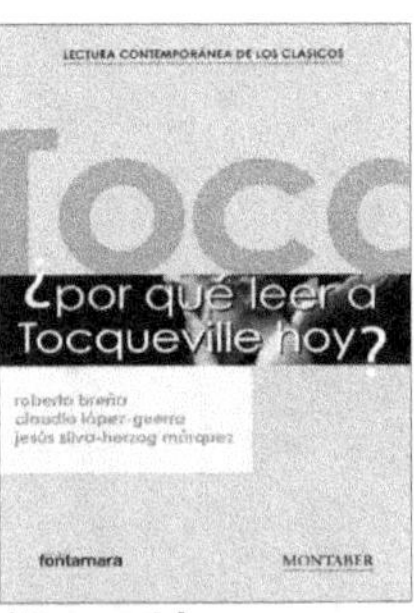

¿Por qué leer a Tocqueville hoy?

Roberto Breña, Claudio López-Guerra, Jesús Silva-Herzog Márquez

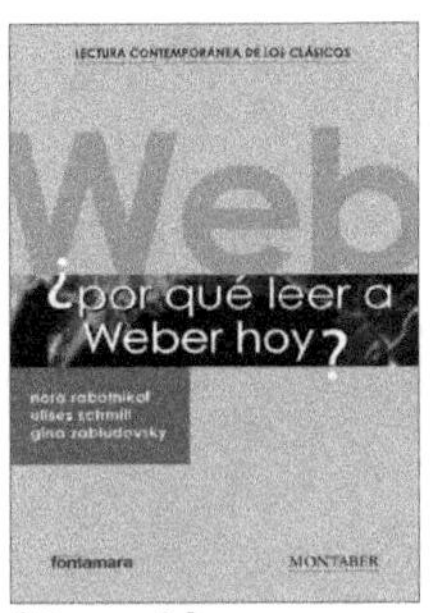

¿Por qué leer a Weber hoy?

Nora Rabotnikof, Ulises Schmill, Gina Zabludovsky

Otros títulos publicados

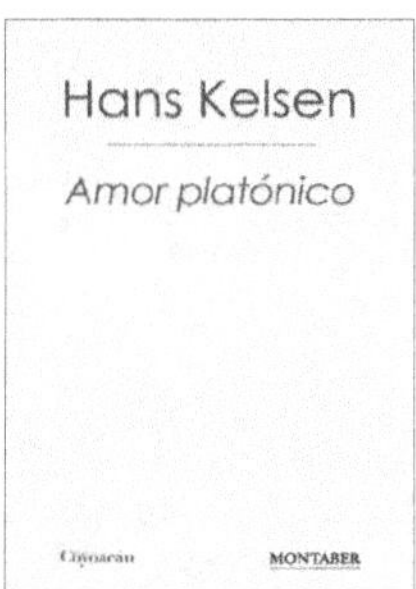

Amor platónico
Hans Kelsen

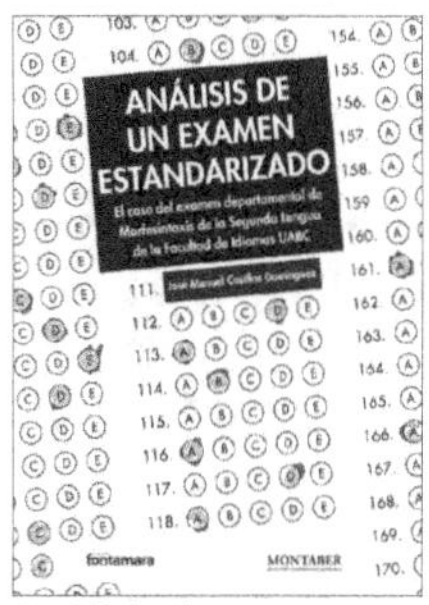

Análisis de un examen estandarizado
José Manuel Casillas Domínguez

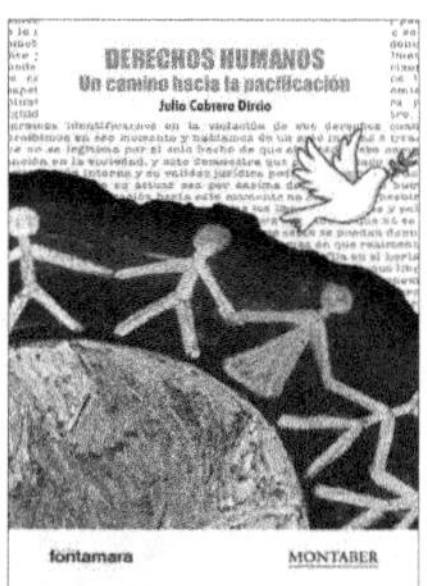

Derechos humanos. Un camino hacia la pacificación
Julio Cabrera Dircio

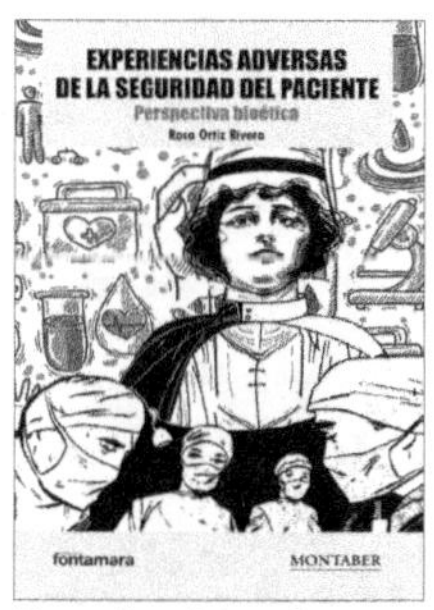

Experiencias adversas de la seguridad del paciente
Rosa Ortiz Rivera

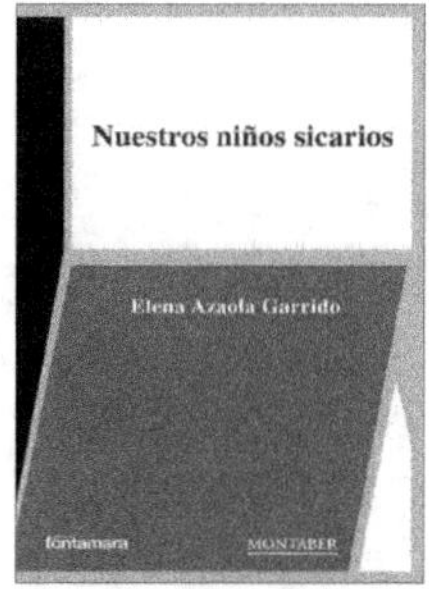

Nuestros niños sicarios
Elena Azaola Garrido

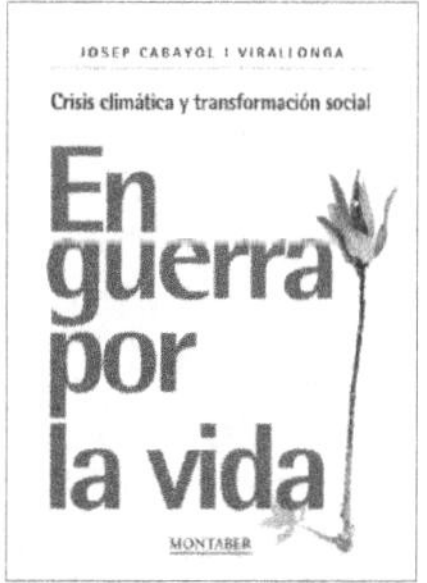

En guerra por la vida. Crisis climática y transformación social
Josep Cabayol

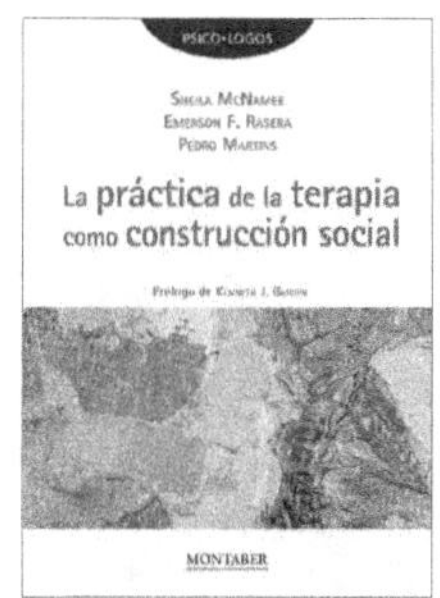

La práctica de la terapia como construcción social
Sheila McNamee, Emerson F. Rasera, Pedro Martins

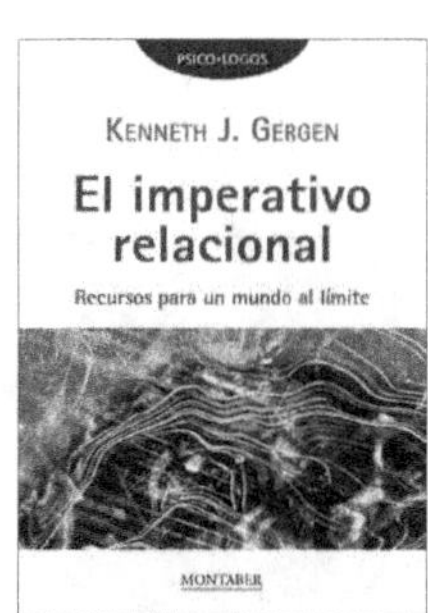

El imperativo relacional Recursos para un mundo al límite
Kenneth J. Gergen

Ideología y opiniones Estudios de psicología retórica
Michael Billig

MONTABER Tel. +34-931 429 486 – montaber@montaber.es – www.montaber.es